健走是世界上最完美的运动

——世界卫生组织(WHO)

每天步行半小时

藏在步行里的养生秘诀

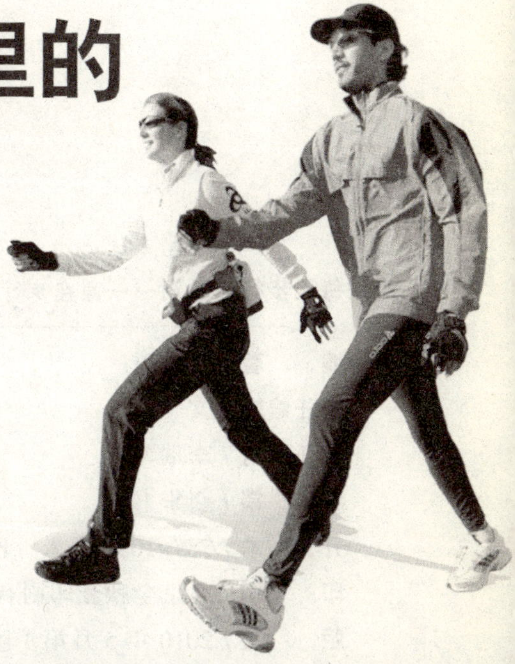

宇琦◎编著

烦恼是想出来的，痛苦是比出来的，毛病是吃出来的，健康是走出来的！

——卫生部首席健康教育专家 洪昭光教授

为什么那么多专家指出步行是最好的一项养生运动？

为什么步行会成为全世界共同推崇的运动养生法？

为什么这么多人为步行的功效做宣传？

全世界最多医师与专家建议的养生方法

养生珍藏版

YANGSHENG ZHENCANGBAN

中国华侨出版社

图书在版编目(CIP)数据

每天步行半小时/宇琦编著.—北京:中国华侨出版社,2010.3

ISBN 978-7-5113-0295-3

Ⅰ.①每… Ⅱ.①宇… Ⅲ.①步行—健身运动—基本知识 Ⅳ.①R161.1

中国版本图书馆CIP数据核字(2010)第044195号

每天步行半小时——藏在步行里的养生秘诀

编　　著/宇　琦
责任编辑/文　心
责任校对/李瑞琴
经　　销/新华书店
开　　本/787×1092毫米　1/16开　印张/19　字数/226千字
印　　刷/北京金秋豪印刷有限责任公司
版　　次/2010年5月第1版　2010年5月第1次印刷
书　　号/ISBN 978-7-5113-0295-3
定　　价/33.00元

中国华侨出版社　北京市安定路20号院3号楼　邮编:100029
法律顾问:陈鹰律师事务所
编辑部:(010)64443056　64443979
发行部:(010)64443051　传真:(010)64439708
网址:www.oveaschin.com
E-mail:oveaschin@sina.com

前　言

最棒的健身房原来就在你脚下

都市中，男男女女步履匆匆。他们看起来衣着光鲜亮丽，但脸上却没有神采。随着经济的快速发展，竞争越来越激烈，城市化进程越来越快，城市规模越来越大，与之对应的，都市人的运动时间被压缩了，活动的空间也越来越小了。我们每天奔波于鳞次栉比的高楼大厦中，穿梭在公交地铁上，生活和工作节奏都比以前紧张得多，没有时间锻炼，或者忽视锻炼，使“忙”和“懒”成为了都市人健康的杀手。调查显示，我国每年约有60万人“过劳死”，上班族80%都处于亚健康状态，身体状况令人担忧。

那么，匆忙的我们应该如何改变这种局面呢？其实，改变并不难，每天坚持步行30分钟，健康就能从足下走出来。走路是最好的运动，不少名人都曾身体力行地为我们证明了它的神奇功效，著名生理学家巴甫洛夫，大科学家爱因斯坦，伟大的思想家马克思都是步行运动的忠实拥护者。由此可见，走路确实可以走出不生病的好身体。

每天简简单单的30分钟，不仅能走出健康，还能走出好体形、好心情，对于男人女人，老人小孩都适用。男人通过步行可以强健肌肉，焕发出更多的男性魅力；女性通过步行减肥健身，走出婀娜多姿的身体曲线；老人通过步行可以活络筋骨，延年益寿；儿童通过步行可以促进身体发育。想象一下这样一个和谐温馨的画面，一家人饭后一起步行在小区里，公园中，这不仅可以保卫全家人的健康，相互督促着进行锻炼，还可以促进家人之间的亲情交流，为感情的巩固加分，何乐而不为呢？

当然，要想让每天30分钟的步行达到最佳的锻炼效果，你也应该学习一些步行小窍门，让自己的30分钟变得更加有效，也更加有趣。首先，你要学会正确的步行姿势；其次，选择适合自己的步行锻炼场所和步行时间；再次，步行前做好充分的热身活动，步行后也不要忘记整理活动。还可以为自己制订一个专属的步行计划，根据计划常实践，千万不要做"言语上的巨人，行动上的矮子"。

其实，步行是一件愉悦身心的事情。在行走的过程中，敞开心扉去迎接你所看到的自然景色，把你的身体想象成一块海绵去汲取这一切，用鼻子呼吸蓝天的气息，让全身渗透绿树、田野的气韵，将意识集中在脚底，切实地体会地面带来的触感和大地母亲强大的生命力。所有的烦恼、疲倦、堆积在身心角落里的灰尘也都一扫而光。以积极的心态，正确的方法去步行吧，难道这30分钟还会是一个艰巨的任务吗？

被誉为"世界心脏病学之父"的美国人怀特，在20世纪20年代就提出"步行对健康有特殊益处"的论断，建议"每个人都应当把坚持每天步行当成一种有规律的终生运动方式"。现在，在21世纪的新一个10年里，当我们的身体日益疲倦，当我们的面色日益憔悴，我们是否也应该步行起来，为自己的身体健康而奋斗呢？所以，赶紧走起来吧，走出健康的体魄，走出美丽的心情，走出潇洒的人生！

在本书编写过程中，宇琦工作室的孙贤婷、张南付出了努力，特此表示由衷的谢意。由于作者学识有限，编写时间仓促，书中可能出现错漏现象，望各位读者海涵，并希求大家不吝赐教。

目 录

第五章
“步健康”会帮你摆脱“不健康”状态

第六章

各走各的步伐，不同人群的步行健身叮咛

第七章

与步行同样有效的十大 30 分钟健康运动方案

第八章

做好走路之后那些事儿,下次步行会更好

第一章

每天走上 30 分钟，你的健康由此不同

都市中，行色匆匆的男男女女，每天奔波于鳞次栉比的高楼大厦中，穿梭在公交地铁上。他们衣着光鲜亮丽，但看起来疲惫不堪，灰头土脸。根据调查显示，我国每年约有 60 万人“过劳死”，上班族 80%都处于亚健康的状态，身体健康状况令人担忧。其实，要改变这样的局面也并不是难事，每天走上 30 分钟，健康就从足下走出来。步行作为一种温和运动，对于男人女人，老人小孩都是同样适用的。每天 30 分钟不仅能走出健康、还能走出好体形、好心情，何乐而不为呢？

走是人类最自然健康的姿态

步行伴随着人的一生。如果你仅仅把它当作一种生活的需要，那就错了。其实，它是最简单，又没有成本的运动方式，与其他大运动量活动一样，都具有积极的健身养生效果。科学研究表明，步行有预防心脏病、降低高血压、避免老年痴呆等作用。

步行就是走路，不管是缓慢的散步，还是匆忙的快走，都属于步行的范畴。提起走路，恐怕人们都不会陌生。它几乎可以说是伴随着人的一生，从孩童蹒跚学步，到老年拄杖踟蹰，人们都在情愿或者不情愿地行走着。大多数人都只把行走当作一种生活的需要，而并没有意识到它也是一种有益的运动方式。

步行其实是一种很好的健身锻炼的方式。长期合理的步行，可以和跑步一样，达到健身效果。俗话说得好，"饭后走一走，活到九十九"，就是说步行是一种日常生活中积极的养生健身方法，它可以使人们长寿。

这样说是有一定的科学依据的。中医理论认为，人的身体是表里相通相依、阴阳相克相生的。遍布人体的穴位是肝、心、脾、肺、肾等体内脏腑器官在人体表面的集中反映。刺激穴位，可以达到改善内脏器官功能的效果，中医针灸理论就是据此产生的。人的足底拥有52个人体反射区，其中最重要的涌泉穴是足底养生大穴，足心四周即是胃、肠、肝、胆、脾等消化系统脏器的反射区，如果饭后休息十几分钟再步行，脚掌与地面接触，会对这些穴位产生刺激，从而达到不断刺激内脏器官的效果，可保证营养的充分吸收。而且内脏器官强健了，呼吸和血液循环等系统功能亦随之增强，身体也就更加健康。

步行健身还有着其他健身方式不可比拟的优点，这也可以说是它最大的特点，那就是随时随地都可以进行。不管是在清晨，还是在晚饭后或是睡觉前，不管是在绿草鲜花遍布的公园，还是在人来人往的马路边，不管是阳光明媚的晴天，还是小雨绵绵的雨天，只要你愿意，都可以步行锻炼。那些繁忙的上班族，他们每天乘公车或者地铁往返于住处和公司之间，紧张的工作让他们没有较长的时间用于锻炼，他们也可以利用上班或下班的机会，提前一两站下车，走到公司或者走回家，这同样是在步行锻炼。总而言之，只要你行走达到一定时间，就可以达到锻炼身体的目的，不论你走得快还是走得慢。

对于那些体质较弱的人群，步行健身更是一个好的选择。因为他们体质本来就弱，经受不起跑步之类强烈的运动方式。与之相比，步行则是简单、轻快、和缓的，通过这种方式可以使他们的体质逐渐增强。研究表明，只要散步20~30分钟，同样能达到慢跑锻炼的效果。

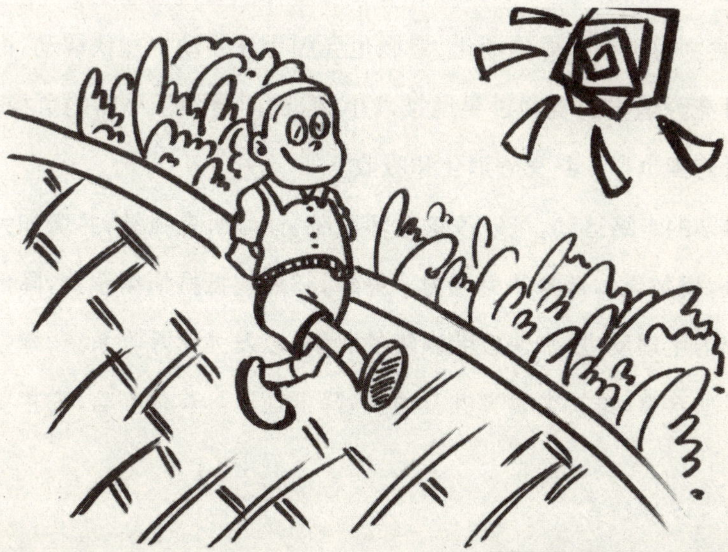

科学研究指出，每天走路运动30分钟可以得到不少好处，它可以预防心脏病、糖尿病、骨质疏松、肥胖、抑郁症等，甚至可以让人感到快乐，增强自信心。如果你很久没有运动了，那么就赶紧开始吧，慢慢增加锻炼的长度与强度，可以先从最简单的散步开始，每天快走20~30分钟，坚持走下去，逐渐你就能感受它的好处了。

另外，美国哈佛大学公共卫生学院也做了类似的研究，其研究结果显示：中老年女性若能减少参加比较剧烈的运动，转而每天快走30分钟（快走时，肩膀放松，手臂提起，自然弯曲成90度，轻轻握拳，并在走路的时候大幅摆动双臂，大步行走），那么，中风的几率就可以降低30%，对于预防糖尿病、心脏病、骨质疏松症以及某些癌症，也都具有良好的效果。如果每天快走45分钟至1小时，那么罹患中风的几率可以进一步降低40%。

正因为如此，有些学者提倡人们每天最少要走30分钟，并把徒步行走看做是最方便的健身方法。不过要注意的是，不能在吃完饭后立刻去散步，因为这样的话，血液就会被输送到全身各个部位，使胃肠血液供应不足，食物得不到很好的消化；胃肠也会因为在活动中加快蠕动，而把没有经过充分消化的食物过早地推入小肠，进而增加了小肠的负担，食物中的营养素也得不到充分消化和吸收。

科学的走路运动，可以改善循环系统，让心肌更强健，并增加大脑的氧气量，增加人体自身的免疫力。另外，它还能抵抗情绪压力，降低因压力引起的生理反应，加快疲劳恢复的时间，以及强化呼吸系统，增强肺泡微血管血容量，维持血管弹性及通畅，降低血压。具体而言，它主要有以下作用：

1.预防心脏病

每年，全世界大概有1600万人死于心脏病，因此，每个人都害怕自己成为心脏病患者。据《新英格兰医学期刊》报道，如果一周步行3小时以上，罹患心脏病的风险可降低35%~40%，帮助你活得更健康、长寿。

2.降低高血压

目前，中国罹患高血压的人数高达1.6亿之多。许多人在步入中年以后，血压多半会上升，成为中老年人最常见的疾病之一。人们总觉得面对高血压束手无策，其实，步行可以减少激素分泌(因激素会促使血压上升)，因而减少血压上升的机会。此外，步行还会增加牛胆酸的分泌，而牛胆酸也具有降低血压的作用。

3.避免老年痴呆

2005年医学杂志公布的一份研究报告指出，目前全球有老年痴呆症患者2430万人，每7秒钟便新增一个老年痴呆症病例，每年有466万个新发病例，每隔20年老年痴呆症患者人数就增加一倍。我国是世界上人口最多的国家，也是世界老年人口最多的国家，老年痴呆症患者人数亦居世界之首，成为值得关注的大事之一。但据美国《自然》杂志报道，60岁以上人士，一周如果有3天时间，每次步行45分钟以上，就可以使全身血液活络、脑循环顺畅，预防健忘与痴呆。

4.预防动脉硬化

现代人不健康的饮食习惯，使得胆固醇量过多，容易诱发心肌梗死、脑梗塞等病变。我国60岁以上人群中，每年增加的动脉硬化性闭塞症患者人数就高达207万人。其实，若能每天持续20分钟以上的步行，将有助于分解燃烧体内脂肪，增加好胆固醇的含量。

5.预防糖尿病

造成中老年人罹患糖尿病的原因多半是饮食过量、运动不足和压力。在对我国 11 个省市的 4 万多位城市和农村居民进行的调查中发现，糖尿病患病率已从 1980 年的 0.6%~0.7%增加到了目前的 3.21%。估计，目前的患者总人数已近 4000 万，20~79 岁患者人数达到近 3000 万，仅次于印度，名列世界第二（世界糖尿病患者目前有 1.35 亿人）。而步行运动恰恰可把葡萄糖大量消耗掉，降低血糖值。美国《护理健康研究》（Nutse&Health Study）也曾刊载，每天轻快步行 1 小时，对 1I 型糖尿病有 50%的预防效果。

6.远离乳腺癌

据美国的《护理健康研究》一项长达 20 年的统计研究指出，如果一周步行运动 7 小时以上，可以降低 20%的乳腺癌罹患率。

7.走出好骨质

随着年龄的增长，中老年人的骨质开始流失，骨头里面变干变脆，很容易造成骨折或腰痛。预防骨质疏松症其实不难，除了多摄取含钙的食物外，步行运动是最为理想的运动方式。

8.改善腰、肩、头部疼痛

在日常生活中，你是否总是弯腰驼背？如果姿势不良，肩胛肌的负担过重，肩膀就容易僵硬、酸痛。面对这种情况，最有效的治疗方式就是步行。步行时，抬头挺胸、双臂大幅摆动、大跨步前进，可以自然而然拉直背肌与肩胛肌。

9.消除压力、改善睡眠、抗抑郁

多用双脚，能改善体内自律神经的操控状态，让交感神经和副交感神经的切换更灵活，有助于消除压力，更容易入眠。

越来越多的证据都显示：走路这种简单的无成本运动，是一种控制由不健康的生活方式导致的疾病的有效手段，与其他大运动量活动一样，都具有积极的健身养生效果。“饭后百步走，能活九十九”这句谚语也许不能算绝对准确，但步行是绝对有好处的。因此，我们可以说：“走路保健，不仅是非常完美的有氧运动，它也是人类最好的运动。”

美国Child杂志上曾经出现过一句引人深思的导语：“我们的孩子将成为一代寿命比他们的父母还要短的人！”然而，这并不是危言耸听，现在，越来越多的孩子已经罹患了以前只有成人才会罹患的疾病，比如心血管疾病、糖尿病、新陈代谢疾病等。

为了让孩子们更健康，世界各地都开展了不同的步行活动。

在美国曾展开了一项轰轰烈烈的全民健身运动，这项运动主要以走路的方式进行，运动号召了大约5000万人，成为影响深远的活动之一。其采取的主要方式是：

日行万步：这个健身活动号召父母和孩子都随身携带一个计步器，用来计算每天所行走的步伐数量，进而鼓励并督促自己每天步行一万步。特别是在晚餐过后，如果能够出去走一走，而不是坐在那里看电视的话，对健康大有帮助。

步行上学：这个活动号召孩子们以步代车，步行去学校，保证每天足够的运动量。为了配合这一活动，许多小区街道还在交通、环境等方面进行了相应的改善。

在日本东京，你会经常看见一群手执滑雪杖的人在毫无目的地疾速奔走。他们步姿夸张，健步如飞，在晴朗的阳光下挥舞着滑雪手杖。见到此类情景，你也许会产生疑问，他们到底在做什么？

其实，这就是风靡日本的北欧式健走，就是利用滑雪手杖协助行走的运动。这个运动动作看似奇怪，其锻炼效果却相当惊人，它不仅可以锻炼上下肢、肩、背、腰等部位，在短时间内达到有氧运动的效果，而且还能减轻膝盖、关节和其他身体部位的负荷。

现在，已经有越来越多的人投入这项健身运动中。在健走运动的发源地芬兰，约有20%的民众每周至少健走一次，而这项运动也已经逐渐在欧洲、美国等国家和地区盛行开来。

足下生风，男人因步行而精神百倍

对于男人这样的"懒人族"群来说，什么样的运动才合适他们，才能不给他们不进行锻炼的借口呢？步行不受时间、地点、天气、年龄的限制，对于他们确实是一个很好的选择。而且步行还有助于男性缓解紧张情绪，减掉啤酒肚，促进创造性思维的发展。

在进入正题之前，我们不如先来分析一个大问题：男人究竟是一种什么样的人？你脑海马上能浮现出这样一幅景象：某人在外生龙活虎，回到家老婆让他做点家务，却一边半躺在沙发上，一边说这儿难受那儿不舒服，一边将脚搭在沙发茶几上悠然看球赛。结论得出，男人就是这样一种懒人。

不过，这种"懒"是要付出代价的。也许在家男人有妻子、父母宠着，可出了门，身体不见得跟你玩这一套。不久前，一次对深圳、上海和无锡等地的1000多名城市中年男性健康状况的调查显示，75%的男性朋友正处于"亚健康" 水平，平均外貌年龄比实际年龄老5岁。这样的结果，是否让身为男人的你内心惶惶呢？

事情真相的确如此。你说，一过了35岁，男人最怕啥？肯定不是老婆，相反，男人最怕的就是年龄。因为35岁后，什么病都来了，啤酒肚，心脏病，脱发秃顶，男人自己也弄不明白疾病的根源。如果非要找个原因，我们告诉你，你懒出病来了！

男人的体内大约有300亿个脂肪细胞，随着年龄的增长，基因、激素和缓慢运转的新陈代谢都开始对男人的腹部产生影响，几乎每个男人都会在35岁之后比以前老得更快些。如果你再大吃大喝，不注意节制，疾病自然不请自来。

不借助镜子就看不到自己的腰带扣，对男人来说不见得是件好事。那么如何才能不借助镜子就看到自己的腰带扣呢？我们得告诉你这个影响你后半生的秘密——每日步行6000步。

很多男人曾因各种各样的原因尝试健身，但"动起来"并不像郭富城唱得那样潇洒，充其量只是个幌子——别说每天6000步，哪怕是2000步，有些男人都坚持不下来。为啥？因为男人潜意识里都有这样一个思维怪圈：杞人忧天那是女人的事，没出问题防啥病。潜台词就是，比起女人，咱胆大得很呢。可我们得先告诉你，生病可不是买彩票，你平时健健康康倒是好，如果没有及时进行预防，说不准哪天心肌梗塞就找上门了。

所以，男人们忙归忙，累归累，但不管多忙多累，为了你的父母，为了你的妻子和孩子，更为了你自己，这每天30分钟还是非常必要的。那么，对于懒男人来说，这30分钟与别的运动相比，有什么特别之处呢？

1.不受时间限制

步行运动在正常工作之外，可以说几乎不受时间的限制。早上出门上班，可以步行一站或者两站地，再乘公车或者地铁；也可以根据时间的允许程度，提前一站或两站下车。下班的时候同样可以采取这种方式来进行步行锻炼。如果喜欢的话，还可以在晚饭后或者睡觉前再散散步，放松一下紧张了一天的神经，然后睡一个安稳的好觉。在一天的工作生活中，只要有30分钟的时间，我们就可以找到步行锻炼的机会。而要想游泳或者登山，只有等到周末或者假日，有充裕的时间才可以进行锻炼。

2.不受地点限制

步行锻炼对地点的要求也不高，不管是在山区还是平原，城市还是乡村，马路边还是公园里，只要是能够行走的地方，大家都可以走起来。游泳和登山就大不相同了，游泳要在游泳池等有水的地方，登山当然要去有山的地方了。如果无山无水，这两项运动都无法进行。

3.不受天气限制

许多运动方式受天气的影响比较大，如果天气不好，就无法进行，例如跑步，下雪或者下雨时，就很难再继续坚持了。行走则没有这些限制，不管阴天还是晴天，照常进行。如果起风了，没有关系，那就逆风行走吧；如果下雨了，没有关系，雨中漫步吧。在风中或者雨中行走，还可以达到比普通散步更好的锻炼效果。

4.不受年龄限制

人类在幼儿的时候就学会了站立，于是开始了一生的行走过程。可以说行走是伴随人类一生的锻炼方式。游泳、登山和健身操这些运动对于老年人和儿童来说，运动量比较大，并且具有一定的技术难度。而步行运动，动作简单，根本不存在技术难度问题，节奏可以自行掌握。体质较弱的老年人可以走得慢一些，算是散步；体力较好的中青年人则可以走得快一些，进行快走练习。

由此可见，步行不受时间、地点、天气、年龄的限制，对于男人这个懒人族群来说，确实是一个很好的选择。这样，他们就找不到借口逃避运动健身了。那么，步行对男性健康具体有什么好处呢？

张一名年轻时是出名的“药罐子”，三天两头患病，加上身材瘦小，年纪轻轻的就白了少年头，活像个小老头。而如今，张一名不但多年没有沾染过大疾病，更神奇的是白发返黑，而且精力充沛，思维敏捷，记忆力良好，60岁时上了柳州市“健康老人”名人榜。他是如何完成从“药罐子”到“健康老人”的转变的呢？他的秘笈就是坚持赤足步行晨练十余年。每天清晨5点到8点，他都光着脚板，踏着晨露，沿着村道山径，率意而行。10年的步行让他练就了一身硬朗身板，这样的脱胎换骨全都得归功于步行。长寿始于脚。张一名勤走不辍，一年365天，赤足步行从不间断。有一次，他到厦门看望二儿子，也坚持光脚在小区里步行。儿子说，厦门这样的大城市有谁光着脚丫子走路，这简直是笑话。但老张还是不听儿子的劝阻，“一意孤行”。

从上面老张的例子，我们可以看到坚持步行的神奇功效，正如《五言真经》里说的那样：“竹从叶上枯，人从脚上老；天天千步走，药铺不用找”。步行可以使全身肌肉协调动作，有规律地收缩及放松；能加快血液循环和新陈代谢，既有减肥的功效，又增大肺活量，使心脏获得充分的氧气和营养物质，祛病健体；步行时上肢会前后摆动，能够使肩关节和肘关节得到锻炼。步行锻炼增强了肌肉韧带的强度，提高了关节的灵活性，防止关节的功能衰退，从而对风湿性关节炎起到一定的预防和治疗作用。此外，步行锻炼还可以有效地防治和延缓骨质疏松症的发生。对于生活在大都市巨大工作压力下的男性朋友来讲，步行的好处更是不容忽视。

1.舒缓紧张情绪

轻快的散步是一项惬意的事情，随着步伐有节奏的迈进和上肢配合有节奏的摆动，紧张的肌肉和神经会逐渐地舒缓下来，进入到这种节奏的享受中去，从而使锻炼者的整个情绪都变得和缓起来。平静的心情和和缓的情绪不仅有利于男性的健康，而且在这样的状态下也更能提高工作的效率。步行时，身体是放松的，精神也是放松的，因此说步行是一种科学有效的休息方式。

2.减掉啤酒肚

很多都市男性，尤其是中年男性，由于工作应酬频繁，又懒于锻炼，啤酒肚就出现了。每天步行四五公里，可以消耗掉大量的热量，促进体内多余脂肪的氧化分解，啤酒肚自然而然就下去了。步行减肥无需节食，只要在保持平常饮食的情况下，长期坚持就可以取得减肥的效果。它与节食减肥有着根本的区别。节食减肥是严格限制人体热量的摄取，从而利用体内存积的脂肪维持正常工作、生活所需的能量，长此以往，会造成肌肉萎缩的严重后果。而步行锻炼，则是通过运动增大人体消耗能量的需求，在保持摄入能量不变的情况下，达到消耗脂肪的作用，它在消耗脂肪的同时还发达了肌肉。因此，步行锻炼是一项健康的瘦身方式。

3.促进创造性思维的发展

创造性思维在现在激烈的竞争中显得尤为重要，也许就是男性事业成功的关键。散步可以使长期紧张工作的大脑放松，让一些被压抑的思想释放出来。有时困扰自己好长时间总也寻找不到答案的问题，在散步的时候就会灵光闪现、豁然明朗，使思想从固化的习惯性思维中解放出来。所以，散步可以激发灵感，在大脑中迸发出多彩的创造性思维的火花，为男性事业成功助力。

步行是让美女更美的运动

俗话说只有懒女人没有丑女人，女人要常走动。只要经常走动走动就可能有健康的体魄，有令人羡慕的身材。现在白领女性工作同样繁忙，觉得没有时间锻炼；还有些女性追逐新奇刺激的激烈运动。其实简单的步行。只要运用得当就能达到良好的塑身效果，而且这样的"温和活动"更适合女性。

有一句女性宣言这样说：女人不运动就过时。为此，许多女性放弃了跳操、瑜伽、舞蹈等看似娇柔的运动，而原本视如禁地的男性运动项目，反而成为新潮女性追逐的目标。这样的做法也许够时尚，但不见得很健康。

通过与女性的大量接触，我们发现，女性所做的日常活动与心情有关。这也就是说，如果想动起来，女人可以比任何人都积极，但是假如心情一变，她们也可以像只猫一样，呆在家里一动也不动。对这种感性的"运动规律"，女性朋友应引起高度重视，因为即便女人在健康的追求上要比男人积极得多，但并不见得就脱离了疾病的威胁。

作为一名女性，最关心日常活动对生理方面的影响。因为这样的影响既是一时的，也是一生的，毕竟，女人的身体结构太复杂了。

很多女性都有过这样的经历，跟随着时尚的健身法训练一段时期之后，总感到身体的某些部位，如下腹部、关节、脊背经常疼痛，而时间拖长了，就表现为月经异常，周期不规则、痛经等症状。可是，很少有女性朋友会因这样的原因去咨询医生，这就演变成后来的"身体很生气，后果很严

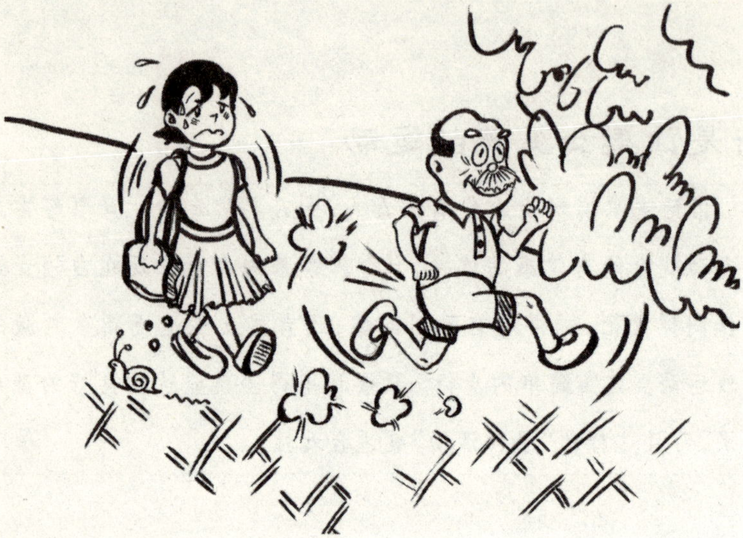

重”。

26 岁的王小姐去内蒙游玩，骑马时外阴与坐垫碰撞，盆腔受到损伤。而 30 岁的李女士，尝试新型健身器材，腹部不慎被挤压，造成卵巢破裂，从而出现下腹部疼痛，导致不育。

通过以上例子可以看出，一些比较激烈运动造成的意外伤害，能让女性朋友懊悔一生。正因为女性特殊的生理特征，我们倡导的女性健康理念不仅仅是动起来，而且要进行“温和活动”。“温和运动”指的是低强度、低能量消耗的运动模式，也称“适度锻炼”。温和运动有很多种，如慢跑、普拉提等。但最好的“温和活动”是步行，女性不仅最容易坚持，并能发现许多意想不到的好处。

比如女性的痛经问题，解决的方法非常简单，吃清淡的蔬菜、水果，然后每天保持 30 分钟的步行量。说到这里，有的女性朋友会吃惊了，肚子痛起来怎么走呢？道理你一听就明白。中医对女性月经有这样的陈述：“通则不痛，痛则不通”。若想止痛，则血液循环必须通顺。我们遇见的局部疼痛,大多数都是可以通过按摩来迅速将疼痛感降低的。走路的道理和按摩大体相同,通过步行,女性肌肉温度增高,激发身体血液的总流量,使血液中的血红蛋白携氧能力提高,这样产生的“愉悦感”会使人的痛感大幅下降,产生的效果自然很神奇了。

当然,像步行这样的“温和活动”,好处不仅体现在女性的生理问题上,更给女性的全身器官带来不一样的改变。活动多的女性骨质密度更好,承受压力的能力比较强,这样也避免了中年女性常出现的骨质疏松问题。

因此,我们善意地提醒各位女性朋友,追求健身时尚的同时,别忘了选择适合自己的运动方式,例如走路、慢跑或爬山等,同时要坚持固定的运动时间、运动量等,这样才能维护好自己一生的健康。

此外,步行还能让女性拥有更好的身形。现在白领女性工作同样繁忙,觉得没有时间锻炼,讨厌健身房,对肚子上日渐隆起的“游泳圈”束手无策。只要坚持简单的步行,运用得当就能达到良好的塑身效果,范冰冰、郑秀文等女明星都是步行健身的推崇者。

徒步到天年,走好路让人长寿

老年人多出现走神、遗忘等大脑功能衰退现象,也容易骨折,稍微爬个楼梯就腿发软。现在有些子女很孝顺,不让父母退休后再劳累操持家务,那么,没事干对老年人来说到底是好事还是坏事呢?其实,适当的运动,如步行对老年人的健康长寿是更有益处的。

人常说，老人是老小孩，要哄。然而更多的事实证明，老年人哄了还不行，必须得动。老年痴呆症是威胁老年人群最大的一种疾病，它总在不知不觉中起病，表现为老年人记忆力差，智力直线下降，严重危害健康。据不完全统计，65 岁以上的老年人中，患重度老年痴呆的人群居然达到 5%以上，而过了 80 岁，这个百分率就上升到 15%~20%，发病后平均生存期仅为 5 年，你想，这是多么可怕的一个事实。

有一句话说："再健康的老人，也是老人。"此话说得非常有道理。如果老年人总是在晚辈的关爱或自己疏忽下忘记做日常的活动，很有可能在未来的几年想"动"都晚了。那么，老年朋友适合什么样的运动呢?

美国专家做了这样一项研究：平均 65 岁的老人，经过半年走路运动后，集中注意力测试成绩提高 11%，走神、遗忘等大脑功能衰退现象明显减少。由此可见，步行这种方法对老年朋友来讲最简单也最有效果。可见，步行就是让老年朋友健康的良策。

相信大家对老鼠并不陌生，虽然看着挺讨厌的，但你不得不佩服它的机灵，它机灵的原因就是它走得多。当老鼠在我们的房间里走动时，具有记忆功能的神经就突然敏感起来，这样你一出现老鼠就躲起来，没人时它就在房间里穿梭自如。

我们提倡让老年人走路也是这个道理。因为在路上行走，可以浏览风景，包括遭遇突然发生的各类事，这将充分调动老年人的神经，刺激大脑分泌有利于脑细胞生长的"营养"。同时大腿有力走路的肌肉活动，会将大量的氧气源源不断地运输到人体脑部，更有利保持大脑的年轻。而且老年人走路一定要到户外去，这样才能达到最佳效果。

同时，仅仅步行还不够，还必须达到 6000 步的量，才能有效预防老年痴呆症。我们对 71~93 岁的退休男性进行跟踪调查，结果发现，那些每天走路少于2000步的老人与每天走路超过6000步的老人相比，患老年痴呆症的风险增加了80%。也就是说，如果每天走路两个小时，至少能推迟老年痴呆症的发生时间达6~8年时间，而这6~8年用来享受晚年时光，对老年人来说不异于一件人生乐事。而且老人容易骨折，大多数是因为他们在三四十岁的时候运动不足而引起的。稍微爬个楼梯就腿发软的人，不要感叹自己的年龄，而是从现在开始，每天进行增强腿部力量的运动。有效地利用长生步法，不需要额外投入时间就可以让自己的腿部肌肉得到很好的锻炼。

需要提醒的是，老年人上了年纪，行走不便，很容易在路上出状况。所以地点最好选择在家附近，三两个老人同行或让晚辈“陪走”。如果能坚持下去，那么，两代人，甚至三代人在享受天伦之乐的同时，便能一起将健康走路进行到底了！

【自助健康小贴士】老年步行前要注意

身体检查要全面

老年人应定期体检，如量体重、测血压、验小便、做心电图等，不仅能发现疾病及早治疗，还能做到心中有数，为合理选择适宜的步行运动量提供依据。

运动前后测脉搏

步行前后，应测量脉搏变化，必要时还可记录血压变化，可进行自我监测。

循序渐进做锻炼

每次步行前，要注意进行准备活动，缓慢开始。同时，给自己设定的运动量要逐渐增加，由小到大。如果运动过程中出现头晕不适，甚至心悸、心绞痛时，应减少运动量或停止运动，不要勉强。

活动地点需选好

尽量选择空气清新、场地宽敞、设施齐全、锻炼氛围好的场所进行活动。

勤走路，孩子会一天比一天强壮聪明

现在的小孩与过去相比，会玩的越来越少了。父母对独生子女照顾有加，考虑到他们的安全，为了防止意外伤害的发生，常把孩子闷在家里，玩着所谓的智力开发小游戏，他们不仅变得越来越不会“玩”了，而且身体状况也变糟了。让孩子们每天走上6000步好像不太现实，因此父母不妨让孩子玩出“孩子王”的感觉，也许更利于他们的身心健康。

有个小男孩叫常勇，但这名字一点也不符合实际情况，因为在他身上，根本看不到一点“勇”的影子，反而白白嫩嫩、文文静静的像个女孩子。尽管他看起来挺健壮的，但肺活量小，臂力很弱，动手能力也差。老师常常向家长抱怨常勇情绪不稳、注意力不集中。这是什么原因呢？

现在的孩子，最不缺的就是“小神童”——被父母训练的；最缺的就是“小玩童”——被父母压抑的。在一个小学三年级班里，最胖的孩子120斤，最瘦的孩子才60斤。很多小孩都不爱活动，一些跑步、跳远等简单的体育活动，也没有几个小孩做得好。无疑，孩子得到了“智商”，却失去了“玩商”！

你不禁困惑了，不就是玩吗？太简单了。殊不知，“玩”在你那个年代是件简单事，但对这个年代的孩子来说可不简单。

回忆一下你的童年，你都玩了些什么？可能我们马上就能说出一大堆：跳房子、挑火柴棒、弹珠、扇板、抓布子、抖空竹、掷沙包、骑马打仗、跳皮筋、拔老根。但是你的孩子，又在玩些什么？父母给孩子买玩具，首先考虑的就是安全性，就连沙包都变成了软包，至于让孩子活动量加大的玩具，为了防止意外，有些父母压根儿就不考虑，久而久之，孩子就闷在家里，玩着所谓的智力开发小游戏，变得越来越不会“玩”了。

其实，越早进行常规锻炼的孩子，他们将这个习惯保持到成人阶段的机会越大。科学家们曾对出生6周的婴儿进行脑生物电流测量，研究发现，长期对婴儿进行身体的屈伸练习，能加速大脑语言中枢的成熟。这表明，父母刻意为孩子准备的益智小游戏有时多此一举，适当的活动反而更有助于孩子神经系统的发育和完善。

不久前参加一项体育活动启动仪式，黑压压的一片，激动之余发现了这样一件憾事：仪式启动不到20分钟，就有十几名学生坚持不住开始退场。看到这种情形，叫人不由感叹，现在的青少年到底怎么了？

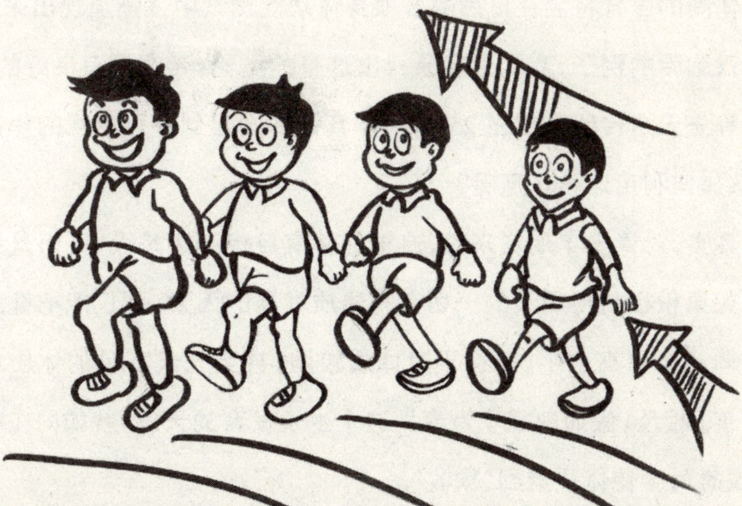

一份国家体育总局、教育部出示的最新数据，结果也令我们吃惊，我国中学生肥胖率在过去5年内迅速增加，25%的城市学生已经算得上“胖墩儿”，而近视发生率初中生达到60%，高中生为76%。确实，现在大家的生活条件得到改善，比较注重营养，青少年不仅个子长得高，体重也在上升。这样的“身高体大”，使掩盖在表象下的“体质弱”被社会和家长们忽视，青少年套上了“外强中干”的帽子。况且，体质状况不容乐观的背后，也意味着体育精神的缺失。一旦缺乏健全的体育精神，孩子就害怕活动，身体自然也就越来越弱了。

有一对双胞胎兄弟，哥哥不喜欢参加体育活动，而弟弟生性爱动，热衷于各种锻炼。对他们进行跟踪调查便发现，不论生长发育水平还是体质状况，他们都存在着明显差异。爱好运动的弟弟比少参加体育活动的哥哥高4厘米，而体重多6公斤，至于肺活量，则有1100毫升之大的差距。

事实上，成长中的青少年貌似健康，却有着各种各样的体质差异，这种个体间的差异将会在日后的各项身体功能测试中逐渐显现出来。通过这对双胞胎的例子，我们很容易得出这样的结论：若想拥有良好的体质，身高等先天遗传因素仅占25%，而体育锻炼则起到不可忽视的作用。那么，该如何利用这一作用呢？

其实，对青少年朋友来说，追求的健康目标不能是没病，而是最佳健康。如果积极利用后天的一切有利体质发展的因素，不仅能把健康的体质推向一个更高水平，就连平时体质较弱，甚至先天不足的体质也能得到改善。相反，假如忽视了青春期这个生长发育的天时，就如同庄稼耽误了“农时”，会使体质遭到“歉收”。

而孩子生长发育阶段正是通过玩耍来探索世界的，他们玩时做的每一个动作，都能刺激大脑皮层，达到不同的效果。在一次次反复练习中，孩子熟记了这样的肌肉感觉及方向感，有利于培养他今后运动的准确性、灵敏性和协调性。同时，身体锻炼对孩子的健康发育也必不可少，如果让孩子参加一些群体活动，更有助孩子养成踏实、坚韧、自信的个性，也算是一举多得。

既然玩是一件好事，那么我们怎样才能让孩子玩好呢？莫非真的像大人一样，每天走上6000步吗？当然不是。事实上，每个孩子都有成为“孩子王”的愿望，因此父母不妨让孩子玩出“孩子王”的感觉，也许更利于孩子的身心健康。我们建议父母可以在孩子的活动上做如下改变：

第一点，让孩子先远离那些补习班、兴趣班，可以轻轻松松地玩起来。

第二点，少玩开发智力的电动玩具，多做“动手动脚”的小活动。

第三点改变最为关键，不管工作再忙再累，请父母一定抽出时间和孩子一起玩，这样才能培养孩子的“玩商”，让孩子玩出健康来。

做到以上三点说难不难，说容易也不容易，但如果你认真去做了，就会惊奇地发现孩子的改变。也许是玩耍后的尽情喧闹，也许是安静时的一会儿休息，但面色红润的脸颊都在告诉你：那个活泼健康的孩子已经回来了。

【自助健康小贴士】让孩子“动手动脚”

跳房子

活动规则：先在地上用有色石块画出连在一起的方格，然后将一个稍大的石块（沙包）放在第一方格外，全神贯注用一只脚把石块踢进第一格，单脚跳进第一格内，用支撑脚将石块踢进第二格。依次进行，直到将石块踢过全部方格为止。先完成全套动作者为胜。

活动部位：既有单腿跳，又有双腿跳；有弯腰，也有转身；更有上肢运动。身体的各个部位都能得到运动和锻炼。

抖空竹

活动规则：将上下飞舞的空竹用上肢做提、拉、抖、盘、抛、接的动作，而下肢做走、跳、绕、骗、落、蹬等动作，在最有利的一刹那间来控制空竹在空中完成表演。

活动部位：使上下肢的关节、肌肉、韧带得到很大锻炼，有时颈部、腰也得以活动。如果连续跳跃，心跳可以加速，效果堪与跑步、游泳媲美。

脚步调剂心灵，步行也能走出好心情

在茂密的森林或是林阴小径上走路，清新的空气加上充足的氧气，可以让你的内心宁静而轻松。将身心融入大自然，尽情感受大自然和风细雨、鲜花阳光的抚慰，这样才能彻底放松心情，开阔胸襟，让心情恢复宁静与安适，也更有助于繁重的工作和学业。

28岁的陈小姐是一家企业的副总经理，由于工作压力过大，前年她就罹患了神经衰弱。每天晚上总是睡不好觉，感觉头昏脑胀，情绪低落，常有烦恼，看什么都不顺眼，遇到什么事都不顺心，情感脆弱，敏感多疑，怀疑别人瞧不起自己，担心自己得了什么大病，埋怨家人不关心她，整天哭哭啼啼。家里客人多了，她就嫌吵受不了，感觉头昏脑胀，浑身无力，肢体发麻、发抖，经常觉得身体疼痛，总有像蚂蚁在爬的感觉。她曾去多家医院检查，但没有任何器质性病变，经多方治疗效果不明显，便失去了对治疗的信心，甚至产生了轻生的念头。后来她抱着一线希望，听从了健身专家的建议，开始每天做散步运动。随着时间的推移，在她的坚持锻炼下，许多症状都明显消失，睡眠状况也有了很大改善，情绪方面也基本稳定了。过了两年，她的神经衰弱已经大大得到缓解，至今没有复发。

神经衰弱是现今中青年族群常见的一种神经官能性疾病。它的症状多样，病情也有轻重之分，最主要的表现是失眠多梦、头昏脑胀、记忆力减退、注意力不集中、性情急躁易怒、怕声怕光、耳鸣、眼花、精神萎靡不振等。同时，神经衰弱的症状也可表现在身体其他各个系统，如表现在泌尿系统为尿频、月经失调、遗精、早泄或阳痿等；表现在循环系统为心悸、气急、胸闷或呼吸困难、脸色潮红、手脚发冷发紫等。

那么，神经衰弱产生的原因是什么呢？神经衰弱实际上就是一种高级神经活动功能失调的表现，而产生这种失调的原因则是多方面的，有些是由于用脑过度，不注意休息放松，精神长期处于紧张状态，最终导致神经活动功能失调；有些则是对生活中遇到的各种矛盾与冲突处理不当，进而导致心情焦虑、苦闷，造成大脑负担过重的缘故；另外，神经衰弱的产生也与个人的身体素质有关系，一般来说，身体较弱的人，容易对自身的某些不适过分关切，这种人性格比较脆弱，多思善虑，因此容易造成神经衰弱。

既然神经衰弱对我们的生活影响如此之大，那么，我们在得了神经衰弱之后又应该怎么办呢？

美国科学家研究发现，适量运动比如散步，可以有效缓解神经衰弱。散步运动的前提是，患者应解除疑虑，确信自己得的不是躯体器质性疾病。神经衰弱只是一种机能性疾病，所有的症状都是暂时的，只要通过各种手段去调整，使神经活动恢复正常的功能，神经衰弱就会痊愈，完全没有必要为此而恐惧、悲观。患者要建立信心，确信自己的疾病经过治疗可以痊愈而且效果良好。

因此，神经衰弱患者可以选择每天做较长距离的散步（2~3 公里），这种方式有助于调整大脑皮层的兴奋和抑制过程，减轻血管活动失调的症状，如头痛、两边太阳穴跳痛等。如果体力较好的患者还可以参加短距离的拉练或旅行参观，这样有助于患者转移注意力，改善情绪，并能够锻炼体力，增强体质，有助于正常神经活动功能的恢复，促使疾病的好转。

神经衰弱患者在持续散步的同时，还要注意保证自己的生活规律，避免精神长期处于紧绷状态，防止大脑疲劳。要锻炼自己的意志，对疾病的治愈建立起信心。

“不如意者常八九”，人生在世，总会有诸多的不如意。心怀鸿鹄之志，但却屡遭挫折，壮志难酬；年轻鲜活的生命忽然遭受病魔的侵袭，从此不复当初的灵动；幸福的家庭忽然遭遇变故，失去了最亲密的家人……生命无常，各种灾难与挫折突如其来，让人无所适从。

不幸可以毁掉一个人，却也可以造就一个人，何去何从，就看你如何去面对。有人可以从挫折中迅速振奋起来，坦然面对打击，不屈不挠，再接再厉，最终获得成功；但也有人在挫折中丧失了希望，沉湎于对自身痛苦的怜悯中消磨了意志，从此只能在抱怨中度过一生。

的确，每个人都可能遭受挫折，也都有心情不好的时候，身为当事人，一定要学会排解，想办法去击败忧郁和情绪低落。这时候，你可以尝试用各种不同的方式来排解忧愁，而出去散散步则是个相当好的选择。

心理学家研究显示，短短几分钟的散步有明显消除紧张和忧郁的效果。因此，在你苦闷的时候，不妨抽出半小时时间，找个公园去散步。当你放慢了平时紧张的脚步时，你会突然发现周围的景色原来如此美丽，你的心也会随之平静下来。

另外，根据医学报道的分析，步行运动不仅可以防治疾病，还可以和畅情志、怡情悦性，使你常保精神愉快、心旷神怡。

研究者发现，每天步行30分钟可以改善抑郁症，而且事实上比某些抗抑郁药物功效还快。对于这一点，美国医学家豪斯尔博士指出："走路是人生最大的幸福，刺激血液循环、锻炼腿部肌肉、促进呼吸、扩展胸围、强化内脏。轻快的步行，伴着有节奏的深呼吸，两眼充分欣赏沿途风光，对于人们的精神、肌肉和器官，都大有裨益。"

而且，在走路运动时，若能有节奏地快步行走30分钟，那么，就可以在大脑内产生一种叫"脑啡肽(enkephalin)"的化学物质。这种"脑啡肽"是一种神经激素，能够刺激神经细胞，让人产生一种心旷神怡的感觉，类似于吗啡的陶醉作用，但它却没有吗啡的害处。

走路是一种完美的有氧运动，它能让人心情愉快、精神振奋，如果你能够每天抽出一段时间来进行走路运动，那么它一定会带给你充满希望的好心情，成为你繁忙生活中的一大享受。

如果条件允许，你还可以选择在茂密的森林或是林阴的小径上走路，清新的空气加上充足的氧气，可以让你的内心宁静而轻松，忘掉一切的不愉快。在走路时，将身心融入大自然，尽情感受大自然和风细雨、鲜花阳光的抚慰，把生活中种种琐事都抛至脑后，这样才能真正体会到走路的快乐，才能彻底放松心情，开阔胸襟，让心情恢复宁静与安适。总之，你一旦获得了步行运动的乐趣之后，便也得到了快乐人生的满足，步行是健康长寿的最佳保证。

走走路也抗衰的科学大道理

前苏联的米库林认为，可以把人体看做是一座发电站，如果处在一个封闭的环境中的话，电能就无法释放，便以静电的方式积存下来，而身体内储存过多的静电对人并没有好处。消除身体内的静电有一个非常简单的方法，那就是直接接触地面。而脚又与脑密切相关，因此持续多走路、多运动的人必然有一颗强壮的心脏。

浙江省有位老寿星是一位普通的老中医，他屡屡被评为省、市“健康老人”，到他家拜访的人络绎不绝。原来，这位老人已经超过104岁高龄了，但是他的身体还非常硬朗，耳眼如常，走路脚步稳健，思维清晰，还能够为病人诊脉看病。

老寿星的秘诀就是坚持走路。他年轻的时候，每次出去行医，都尽量选择走路，出诊时也不坐汽车，总是翻山涉水，徒步前往，一天走几十公里是非常平常的事情。到医院上班之后，不用出诊，他也总是利用早晚走路。他退休后，拥有了更多的时间可以从容走路，于是他每天走1~2小时，而且在吃饭后还一定会缓行半小时，以行走助眠。每次走路，他都胸背笔挺、双手轻摆，步伐不大但频率很快，一直走到微微出汗后，再缓步前行。就这样，他走遍了县城周围的山山水水，甚至有一次，还徒步走了15公里去郊外的湖边游玩。

日复一日，年复一年，老人家就这样在自己的脚步中增强了体质，也达到了健康长寿的目的。他高兴地说：“我在这太平盛世里，还要多享受21世纪的好时光呢！”老先生说，走路是一项最有益于全身的运动，陶冶情操，让人超然脱俗。

据美国《内科学》杂志上的两项研究显示，经常运动的人可以增加3年的寿命。只要每天都能够持续30分钟的走路运动，那么，他们的心脏也会受益颇多。

荷兰某医学研究中心曾对美国波士顿郊区居民的心脏健康状况进行了长达40年的记录。研究人员把4121名被调查者分成3组，根据他们的运动量分为低水平组、中等水平组和高水平组，并记录他们的耗氧量。研究发现，中等运动量组比低运动量组的人平均寿命长1年半；高运动量组则比低运动量组平均多活3年半，而且，在生命的最后几年里，高运动量组的人也极少患心脏病。

美国佛罗里达大学首席调查员迈克尔·派瑞也对外声明，每次走30分钟，每周走5天甚至更多的人，心脏功能更棒。他说，即使每周只有三四天用这种方式健身，效果也非常显著。因此，身为医生，应该考虑给病人开些运动处方，让他们每周都有适当的运动，这将对病情大有好处。

前苏联的米库林院士还曾经提出过一个著名的“土地接触法”。他认为地球带有大量的负电荷，而地球周围有一个电离层，它由正离子组成。在地球和电离层之间存在电场，一切生物都适应了这个环境。但是，现代化的生活却使人类脱离了负电荷，在我们的身体里累积了过多的正电荷，这就很容易让人生病。

现在，米库林的理论已经得到了更进一步的证实。从物理学的角度看，人体堪称是一座真正的发电站，细胞就是无数台发电机，不断产生着电能，如果处在一个封闭的环境中的话，电能就无法释放，便以静电的方式积存下来，而身体内储存过多的静电对人并没有好处。

消除身体内的静电有一个非常简单的方法，那就是直接接触地面，这样就可以消除多余的电能了。在过去漫长的日子里，我们的祖先都是赤脚走路的，和地面的直接接触使他们消除了体内的静电，拥有了健康、强壮的体魄。而现代人穿上了鞋，隔离了与大地的联系，破坏了人体电能的平衡，所以才会感到腿脚酸痛。

人到了45岁以后，腿部肌肉数量开始减少，质地逐渐疏松，弹性、韧性降低。防止腿部老化的良方正是多运动、多走路。如果不爱动，缺少体能活动，新陈代谢就减弱，血液循环减慢，胆固醇更多地沉积在血管壁上，使心脏功能衰减，肺活量变小，胃肠蠕动变慢，消化、吸收功能下降，人就越加衰老。

持续多走路、多运动，就能使大腿肌肉坚实，而大腿肌肉坚实的人，必然有一颗强壮的心脏。这样，即使年纪大些，仍可以步履稳健，行走如风，最终延年益寿。

腿脚懒惰，生命便趋于僵化

"动"是活着的证明，"不动"就意味着死亡。不经常运动，身体的功能就会衰退。而且科学实验证明，如果不运动，首先退化的就是腿部。一旦退化，要想再恢复到最初的健康状态，需要付出三倍于退化的时间。这充分地说明了在日常生活中经常进行运动的重要性。

我的一个朋友高先生，60岁了，是一个医学教授，在学校里教了几十年书，觉得厌倦了，便下海开了个药店，生意非常红火。后来，他忙得不行了，干脆买辆车天天开来开去，遇见以前的同事锻炼身体，也忙得没机会打招呼。结果有一天，我遇见他，发现他拄着拐杖在校园里行走，一问果然出问题了。他叹了口气，唉，走不动了。原来事就坏在他的车上，老教授成天以车代步，双腿的功能便退化了。而他的很多同事都是健步如飞，时常跳个舞，生活得很自在。老同事们禁不住调侃他：你自己还是医学专家呢，没想到还是忽视了自己的健康啊。

现在，我们已经变得越来越习惯坐姿，或者连续在电脑前工作几个小时，以车代步，甚至足不出户在商场采购。刚开始这样的生活也许是新奇的，可时间长了，越来越多的人会开始抱怨身体的疼痛。这是为什么呢？

看电影时，也许每个人都看过这样的画面：主人公走进一条荒芜的乡村小路，面前随时可能出现一个已成废墟的园子，并且杂草丛生，毫无生气。人的身体也是如此。假如我们长久置之不用，那么很有可能像那个园子，不仅长出各种疾病的杂草，而且生命也将变得毫无生气。你说，这样的生活还过得有意思吗？

现在，很多人的表现正如美国前总统肯尼迪说的那样："我们自己不做运动，却习惯于观看别人运动。"正是这种错误的思想，让生命对你封闭起来了。

事实上，长期运动不足，不仅会让你的身体功能退化，还有可能得上脑卒中、心血管病这类疾患。很多医学数据都表明，在这类疾病的患者中，有1/3是因为运动不足而引起。并且，世界卫生组织警告我们：运动不足已经让人们的死亡率提高了2倍。所以说，哪怕你认为自己还扛得住，对长时间的超负荷工作并不放在心上，但健康对你的实际威胁已经来临了。

如果你不想让自己的身体成为“废墟”，请暂时把自己的工作放在一边，到户外开始行走吧。对于运动，什么时候都不嫌晚。甚至连我那个老教授朋友，如果能从今天开始坚持每天走上6000步，也许开始退化的双腿功能还能走回来呢。

不经常运动，身体的功能就会衰退。比如说，一条腿因为受伤打了一段时间的石膏，取掉石膏后会觉得这条腿有些不听使唤，需要花费一些时间才能恢复到原来的状态。这个例子说明，我们的身体只有通过不断的运动才能实现和维系其功能。

下面的试验更能说明以上问题：一名健康的男子，让他一直卧床不动，三周后观察他的肌肉有什么样的变化。结果他的臂部肌肉还是和以前一样没有发生改变，可他的腿部肌肉却发生了变化，有明显的萎缩现象。他花了整整9个月的时间，通过锻炼才恢复到了从前的健康状态。

正如这句话所言：“只有双腿繁忙起来，人才能长寿。”科学实验证明，如果不运动，首先退化的就是腿部。更值得我们特别去关注的是——要想再恢复到最初的健康状态，需要付出三倍于退化的时间。这充分地说明了在日常生活中经常进行运动是多么的重要。

加拿大的运动生理学家做了一个关于“心脏患病几率”的有趣研究，发现火车司机的患病几率比列车车长高43%，邮局办公人员的患病几率比邮差高33%，每天早起爬楼梯送牛奶的人要比每天早上为了健康而喝牛奶的人健康得多。

腿部是活力的源泉，人体的活力取决于其拥有肌肉的多少。人体肌肉的30%都分布在腿部，运动员腿部的肌肉甚至超过了40%。肌肉越多，拥有的能量就越多；相反，肌肉越少，就越容易疲劳无力。

如果腿部缺乏力量，就会觉得活动是件麻烦的事。人都具有一定的惰性，往往会选择做自己觉得舒服的事，如此反复，就会形成恶性循环，肌肉越来越衰弱，以至于完全失去力量。长期运动不足会造成腿部老化加剧，最后别说是活动了，连起码的坐立都会成为问题。

“动”是活着的证明，“不动”就意味着死亡。有着支撑身体的结实双腿，就可以去任何想去的地方。让我们带着感恩的心态去努力地活动自己的双腿吧！动得越多，腿部肌肉就越结实有力，脑就越聪慧发达。

一些人为了运动而在健身房办了会员卡，但实际上或者有其他事情推托，或者偷懒不去。不去的时候，又心疼自己的卡是花钱办的。与其这样花钱受罪，不如选择在日常生活中增加活动量更为明智。

我们有着很充裕的生活空间，只要有决心，随时都可以活动身体。也许会有很多人推托说“有的是时间，以后再说”，但是健康没有“以后”，谁也不能保证突然病倒的事情永远不发生在自己身上。

中风躺在床上无法走路的人，他没办法借助脚的运动将氧带往头部。因此，头脑就无法灵活的运用，身体的功能就会减弱，生命力也会跟着衰退。中风躺在床上大约7年的时间，因为氧没有运送到脑部，以致脑的重量减半，可能导致死亡。由此可见，人的行走还和大脑密切相关。有些人患病后长期卧床，与外界接触减少，接受外界的刺激减少，脑的活动随之减少，最终促使脑老化。

因此，在漫长的人生旅途中，让我们持续坚定地行走下去吧。通过步行来塑造自己健康的大脑，不管遇到什么事情，为了我们美好健康的生活，都要坚定地走下去。

【自助健康小贴士】锻炼腿足，延缓衰老

摩脚法

洗脚后将双手搓热，轻揉搓摩涌泉穴（足心）、太冲穴（第一足指和第二足指之间的中点凹线处)、太溪穴(内踝高点与跟腱之间凹陷处),对高血压、便秘、面色晦暗等有防治作用。

高抬贵脚

每天将双脚跷起2—3次,平或高于心脏,此时,头部可得到充足而新鲜的血液和氧,是消除疲劳的好方法。

搓揉腿肚

用双手紧夹一侧小腿肚,边转动边搓揉,揉动20次左右,再换另一侧腿,能增强腿力。

扳足法

坐下后将两腿伸直,低头,身体前倾,用两只手扳足趾和足踝关节各20~30次,防止腿足软弱无力。

扭膝运动

两腿平行靠拢,屈膝向下蹲,双手放在膝盖上,膝部前后左右呈圆圈转动,先向左转,后向右转,各20次左右。可治疗下肢乏力、膝关节疼痛。

甩腿运动

用手扶墙,先向前甩动小腿,使脚尖向上跷起,然后,向后甩动,使脚尖用力向后,各甩10次。可预防半身不遂、下肢萎缩无力、小腿抽筋。

“30分钟步行”是都市大忙人的最佳健身法

随着经济的快速发展,竞争越来越激烈,城市化进程越来越快,城市规模越来越大,与之对应的,我们的运动时间被压缩了,活动的空间也越来越小了。现代人的生活和工作节奏都要比以前紧张得多，“忙”和“懒”已经成为了都市人健康的杀手。每周步行5次，每次30分钟是生活繁忙、时间紧张的现代人最佳的健身方法。

前几年有件事闹得沸沸扬扬，华为公司一位25岁的员工刘建国特别热爱工作，本来这是个年轻人事业心强的好例子，然而就是这样的“热爱”，导致他过度加班而心力衰竭。究竟是工作第一还是身体第一？不禁引起职场中人沉思，更让全社会各界人士反思。

人人都说刘建国是累病的，其实就是懒病的。知道为什么吗？看看一张床垫就明白了。刘建国从早上9点开始工作，一直至凌晨3点，然后就地躺在实验室的床垫上休息，第二天9点再继续上班。一天24个小时，刘建国的身躯就局限在一个小小空间，没有腾出一丁点儿时间活动自己的身体，你想，能不累出病来吗？事实上，没有哪个老板是用刀架在员工脖子上说：“多干点，否则看家伙！”而加班费与生命比起来，更是不足挂齿。精英们怎么能在工作上头脑如此灵活，而在健康问题上犯了傻呢？

世界上有一句非常有名的谚语：“腾不出时间运动的人，早晚会被迫腾出时间生病。”事实确实如此。有调查数据显示，在北京、上海、广州等城市，77.8%的人每天工作都超过8小时。尽管劳动法明确规定“劳动者每日工作时间不超过8小时，平均每周工作时间不超过44小时”，但目前仍有42%的员工每周工作时间超过50个小时。除去睡觉，这些人还有时间为自己的身体考虑吗？

这样的消息被我们邻邦韩国“忧心忡忡”地刊登在了报纸的头条：中国已经成为全球工作时间最长的国家之一。潜台词就是，越多人工作，越多人不健康。说实话，这是让我们卫生部汗颜而无奈的。那么，究竟是普及“加班”还是普及“健康”，这无疑是当前最为紧迫的事情。

有消息称，我国每年约有60万人“过劳死”，令人触目惊心。其实，造成这60万中国人累死的原因就两个，其一是“忙”，其二是“懒”。忙我们就不多说了，大家心里都明白，可是“懒”却很有必要提一提。

随着经济的快速发展，城市化进程越来越快，城市规模越来越大，与之对应的，可供我们活动的空间越来越小。卫生部做了一项调查，现代人的活动量仅仅是60年代人的1/3。

吸烟的危害大家都知道，一个每天吸15~20支香烟的人，其患肺癌、口腔癌或喉癌致死的几率，要比不吸烟的人高14倍。但与活动不足的危害比起来，这还是算小的。吸烟也许只引起某种或几种疾病，而随着年龄的增长，不足的活动量将起码引发10多种慢性病，危害你的一生。

活动量较少的办公一族，因为长时间缺少运动，心肺功能均出现不寻常的下降。我们仅仅抽样调查了4000多名年龄25~34岁的白领，便发现有3251名存在着患心血管疾病的可能。

再来看同一辆公交车上的售票员和司机，售票员忙前忙后地卖车票，活动频繁，而司机整天坐着开车，如果两人长期搭档，国外专家发现，司机的各类发病率比售票员高出30%。不仅如此，更令人吃惊的是，发生心脏衰竭的死亡率司机居然比售票员高两倍。

还有3项不同的研究发现，从事体力劳动的男性，如木匠、水管工人、园林工人和邮递员，与那些成天坐着工作的人相比，比较不容易患上疾病。事实上，与那些从不运动的人相比，从事轻度或者适度活动的人死亡率仅仅为71%和54%。也就是说，适度活动将能使你的患病危险率降低29%，而大量活动则能使你的危险率降低46%。这就说明，活动将能降低你患上某些疾病的风险。

为什么人们的表现突然间如此差呢？其实，原因很明显，正是我们太忙碌的生活。读书、在办公室长时间工作等因素，令我们没有时间进行运动。这样的局面令人堪忧。因为一方面长时间不运动或运动量不足导致神经系统障碍增加，从而身体功能下降；另一方面精神倦怠，引发多种心理疾病。如果这样的状况得不到及时有效的纠正，很有可能演变成持续的、症状明显的生病状态，也就是我们所说的"运动饥饿"了。

因此，我们要学会将自己从"运动饥饿"的危机中解脱出来！ 时间就像牙膏一样，是挤出来的。万一你每天实在抽不出时间健身，我们建议你实行一个最简单的办法，就是步行。比如提前两站下车，走路回家，多走楼梯，多参加郊游等等。每星期最少做两三次跑步、踏单车等有氧运动，就能避免出现因心肺功能差而引起的各类疾病了。行走时间至少要达到20分钟，只有这样，才能够使脂肪得到燃烧的机会，取得锻炼的效果。行走如果能够达到2个小时以上，能够促使脂肪大量燃烧，那当然可以达到理想的锻炼效果了。

可是，现代人的生活和工作节奏都要比以前紧张得多。如果让每个锻炼者从每天繁忙的工作、生活的内容中抽出2个小时进行步行锻炼，那是一件不大符合现实情况的事情。所以每周锻炼5次，每次30分钟是符合现代人生活繁忙、时间紧张的现实情况的。与2个小时相比，毕竟30分钟还是比较容易抽挤出来的。比如上下班的时候可以提前一两站下车，步行去公司或者回家；晚饭后或者睡觉前也可以出去散半个小时的步；出去逛街的时候，可以多转一转，货比三家的同时也进行了步行锻炼。其实，还有好多情况我们也可以利用起来做锻炼，只要大家留心，30分钟的锻炼时间是比较容易达到的。

此外，30分钟对于刚刚参加锻炼的人来说，也是比较合适的。因为30分钟的运动量不是很大，不会因为运动时间过长，乳酸在肌肉中堆积，导致肌肉酸痛，发生运动疲劳；也不会给关节和腰背部肌肉造成太大的负担，而且不会让锻炼者因为锻炼时间长的问题望而却步。如果要求锻炼 2 个小时，肯定很多人就会无法坚持了。

每周行走 5 次，每次行走 30 分钟，对于繁忙的现代人来说，是一个最适合的运动量的安排，可以提高肌肉的耐力，促进血液循环，防止冠心病、动脉硬化的发生，还能够增强人体的免疫能力。值得一提的是，步行锻炼的减肥效果比跑步还要好。它的锻炼效果已经被世界各地众多的锻炼者证实。想要行走健身的朋友们，行动起来吧。

【自助健康小贴士】缺乏运动的五大危害

肌肉无力

缺乏运动会让你连一个十分简单的动作，如弯腰捡地上的一支笔都做不到。

颈、肩疾病

常坐不动、经常伏案工作的人可能造成颈、肩、背、腰这些地方肌肉和韧带组织的过度劳损，长期下来，演变为颈椎病、肩周炎、腰椎间盘突出症等骨关节疾病，危害健康。

心血管疾病

大量研究资料表明，缺乏体育锻炼的人，其高血压、心脏病、动脉硬化发病率都会增高。

肥胖

食物并不是肥胖的唯一根源，事实上，生活的舒适、劳动强度的减少、体育运动的缺乏更是造成肥胖的元凶。

免疫力降低

人体之所以容易感冒，除了空气流通不畅外，还因为长时间缺乏运动，降低了人体免疫系统功能。

花上21天，培养受益终生的步行习惯

任何锻炼的效果都不是在短时间内就能够显现的，只有坚持才能赢得健康。我们不仅要在坚持中坚定信心，制定分阶段目标，使用计步器，也要掌握正确的步行姿势。在矫正走路姿势时，要坚持21天，因为21天是将意识从脑皮质下达到脑干所需要的最短时间。

任何体育锻炼方式说得再好，如果不付诸行动，都是没用的。如果付诸行动了，但不能坚持到底，效果也是不明显的。步行锻炼，虽然与其他有氧运动方式相比较，它可以算是最经济、简便的方式了，但是在现代生活中，能够坚持行走也不是一件容易的事。

一些人锻炼时容易出现的问题就是"三分钟热度"。刚开始参加步行锻炼时，因为轻松、好奇而兴趣盎然；过不了多久，就会逐渐感觉索然无味，刚参加锻炼时的热情慢慢被越来越多的厌倦所取代。一些人因为锻炼一段时间后，没有看到明显的健身效果，也就放弃了。还有一些人总是有这样或那样的理由为自己不能坚持进行辩护，例如没时间、身体疲劳等。

任何锻炼的效果都不是在短时间内就能够显现的。行走20分钟以上，脂肪才开始燃烧；想要取得明显的锻炼效果，应坚持行走锻炼半年左右。

如何才能将步行坚持到底呢？

首先，坚定信心，不断鼓励自己，克服懒惰心理。既然有那么多行走锻炼成功的例子，就应选一个作为榜样，不管是名人还是身边普通百姓，相信自己可以做得和他们一样好。当你周末躺在床上睡觉或者在电视机前

消磨时间时，可以这样告诉自己：与其这样耗费生命，不如去接触一下社会和自然。当你下班后感觉太累了想坐车回家的时候，可以告诉自己：我就是因为运动不足才会如此疲倦的，我要克服疲倦就要坚持行走下去。

其次，制定步行健身计划，设定阶段性目标。锻炼要循序渐进，我们可以将大目标分解为各个阶段的小目标，这样完成起来就比较容易。而且看到阶段性的成果会给我们一种成就感和自豪感，增加对步行运动的兴趣，更好地实现下一个目标。

再次，使用计步器，把运动量化。如果是在田径场地或者固定的两地之间锻炼，我们可以知道自己步行的距离，可是在其他的场所，就很难知道自己步行的距离了。计步器可以清楚地告诉我们一天行走的距离和步数，这样我们能更精确地掌握每天运动的情况，看着计步器屏幕上数字的增长，无疑是一件很令人愉快的事情。即使在运动量相同的情况下，我们也可以根据自身的感受，获得步行锻炼带给我们的喜悦。

此外，除了要坚持步行外，还要掌握正确的走路姿势。常言道："正确的方法是成功的一半。"掌握了正确的走路姿势，会让步行锻炼更有效果。

步行的时候，将意识放在脚趾上指压涌泉，就会感到头脑非常清醒。世界各国的长寿村大多数都位于有小山丘的地方。每天早晚爬山，用脚趾承担整个体重，对大脑有很好的激活作用。医生经常告诉大家要快速步行，目的也是为了让脚趾承重，对脑神经有更多的刺激作用。

不良习惯和姿势很难在一天内改掉。大脑会在还没有形成突触的地方产生反复性的反抗，要将长生步法习惯化，至少需要付出21天有意识的努力。过去的人在分娩后21天内，会在产房的门前拉一条"禁绳"，不让外面的人进去，以使产妇的身体得到静心调养；做祷告的话，一定要真诚地连续祈祷21天，在这21天内赶走体内的所有负面东西和厄运，得到感悟并获得新生……在我们的文化中有很多类似这样的以21天为标准的例子。21天是将意识从脑皮质下达到脑干所需要的最短时间。一旦意识被下达到脑干的时候，即使大脑不指挥，行为也会习惯性地进行。就像我们学习驾驶一样，刚开始非常不熟练，时间久了就可以一边驾驶一边听音乐，甚至还可以与旁边的人聊天。长生步法也是如此，刚开始又是挤压涌泉穴又是关注脚趾，忙得不可开交，21天的训练结束后，就会习惯性地走出长生步法。

在21天内用长生步法矫正自己的走姿的时候，行走的速度最好比平日稍微慢些，慢慢地走才能将意识集中在自己的脚步上。走的时候双脚要呈“11”字形，把意念放在涌泉穴和脚趾上，感受脚落地和脚在移动中肌肉的运动及气息的吸入和呼出。每次走路的时候都要感受所处的环境和自己的身体及精神。精力越集中，身体所有的感觉就越能得到复苏，并且所有不安的情绪也都会得到平复，脑就会完全听从你的意念。

这样走上一段时间，会觉得脚掌涌泉穴和丹田、胸部还有头顶的百会穴连为一体了。在运用长生步法的时候，我们能感受整个身体的变化。一开始就将意识完全集中在涌泉和脚趾上步行并不容易，这时就应该在步行时不断地提醒自己“我在练习长生步法，要挤压涌泉穴！挤压涌泉穴！”如果不这样加以注意的话，就会回到以前习惯的走姿上去。

【自助健康小贴士】正确的走路姿势

正确地走，上体伸直，身体的任何部位都不过于用力，心情舒畅，步伐轻松，飒爽英姿。说起来容易，做起来难。下面将正确走法归纳为五个要点。重要的是五个方面的动作要协调成一个动作。

上体伸展

上体笔直，下巴前伸，高抬头，两肩向后舒展。这样，脊柱伸直，轻微呼吸时,腹部稍有起伏。用这种姿势走,你会觉得是用胸走、用腰走。因为走的时候,胸和腰稍向前突出。这种姿势与那种直通通像个棍似的直立姿势不同,它要求上体稍向前倾,走起来飒飒有声。

伸直膝盖

展开膝盖,并非僵硬、不灵活,而是使伸直的膝盖在不受力的情况下行走。膝关节伸直了,步伐变大了。此外前脚向前迈出时,同一侧腰也好像向前运动,腰与腿要有效配合。走的时候要大腿带动小腿,膝伸直,步幅也就大了。走步必须伸直膝盖。至于步幅到底多大,应使你觉得舒服为好。伸直膝盖有个窍门。伸直膝盖走时,上体稍向前倾,好像要倒下来似的,后腿蹬,这样前腿膝盖自然伸直,步子也迈得大。

脚跟先着地,再将身体重心移到脚尖

前脚着地时,脚跟先着地,身体重心落在脚跟上。然后,身体重心由脚跟通过脚掌向脚尖方向"滚转",最后到达脚尖。需强调的是,脚跟不承受全部体重,身体重心移动是流畅地在整个脚底下进行。前脚着地瞬间,后脚尖同时蹬出。身体重心移动是顺理成章的事。因此,支撑体重的点不是脚跟,而是后脚大拇脚趾趾根附近区域。

脚向正前方迈

上体伸展,膝盖伸直,走起来脚自然向前迈。在这个过程中,关键是后腿要伸直。

摆胳膊

摆胳膊对走也很重要。时常会看到一些人,走路时,两手插在衣袋里。这种走法不对,走起来两肩收拢,松松垮垮的。胳膊摆得好坏,还要看手与脚的动作是否同步。因为在走这个动作中,手与脚,或者说胳膊与腿有密切关系。胳膊与腿的动作也是相互关联的,右脚向前迈出,左手向前摆。其中，特别是当膝盖伸直，脚向正前方迈时，与脚的动作相对应，胳膊自然摆出。

第二章

身心科学合理『预备走』

尽管步行是最简单的锻炼方式，但是里面的学问和值得注意的地方，细细研究起来也不少。要有正确的步行姿势，让锻炼事半功倍；选择适合步行锻炼的场所，愉悦身心；找好一个黄金步行时间，漫步夕阳；打点好自己的随身装备，轻装上阵；找一个步行搭档，同享乐趣，沟通感情；步行前做好充分的热身活动，以免损伤，最重要的一点就是，不要把步行锻炼看作是一项任务。带着放松的心情，边走边看，享受步行带来的乐趣。

要锻炼，先学习好步行姿势

几乎人人都会走路，但是并不是人人都会正确地走路。不正确的走路方法不仅会影响锻炼效果，而且有损身体健康。而正确的走路姿势，不仅使身材看起来矫健挺拔，还会使自己充满信心，神采奕奕。现在，就马上行动起来吧，改掉不良的走路姿势，让走路更加健康。

提起走路，很多人都会认为这有何难？我每天都在走路，难道还要学吗？其实，虽然人人都会走路，但正确的走路健身法却不见得人人知道。运动医学专家指出：由于多数人并未意识到普通走路与健身走路有很大区别，所以有超过90%以上的人在走路健身时，存在诸多错误。

正确的走路方式可以提高心肺功能，增强耐力，消耗体内脂肪及糖等热量物质，而且对减少内脏和体表的脂肪，保持肌肉力量，提高免疫力等，都有很大的好处。另外，对于青少年朋友来说，正确的走路姿势有助于青少年身体各个器官的正常发育，而不正确的走姿则会带来很多不良后果。因此，我们一定要重视自己的走路姿势和方法。正确的走路方式可以达到全身运动的效果。同时，走路的姿势也是一种身体能量的体现。其实我们在日常生活中也会发现，如果拖着步伐，懒洋洋地走路，就会觉得越来越累，感觉已经承受不了了一样。但是如果采用一种精神抖擞的姿势，挺起胸膛向前走，告诉自己其实自己精力还很旺盛的话，那一点也不会觉得累。因为此时你身体里面的各种物质都会很积极地活动，帮助你克服精神上的压力。

如果我们想利用走路来达到健身以及其他各种目的，那么，就必须学习正确的走路姿势，以控制身体平衡，达到预期的效果。人的走姿不仅关系到仪态美，而且更影响到人的身体健康。例如，有的人走路时过分放松上身，身体不挺直，时间久了会形成脊椎侧弯或者驼背，致使身体畸形。

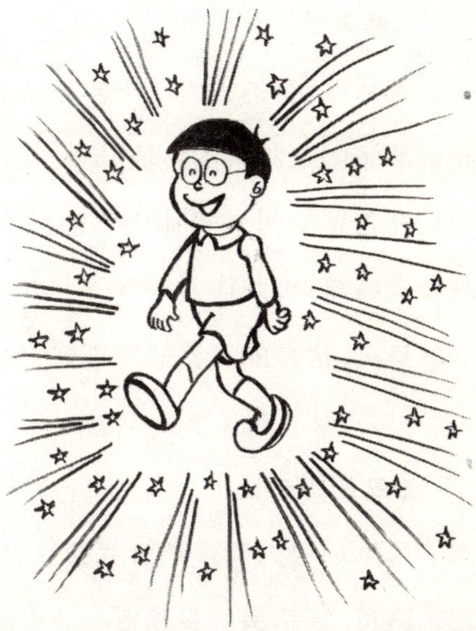

走路健身在全世界展开之后，引发了很多国家的走路健身热潮，越来越多的人加入走路健身的运动。但令人遗憾的是，由于人们在平时走路的速度、姿势等都太过随意，因此，真正能达到健身目的的寥寥无几。可以这样说，几乎人人都能走路，但是并不是人人都会正确地走路。步行锻炼对于健美身材、提高体质都有很好的作用。可是不正确的走路方法反而会影响锻炼效果。

在街上走路时，经常会看到一些走路姿势不正确的人。有的人走路时两只脚斜向外或者向内，就是我们通常所说的"外八字"和"内八字"；有的走路时含胸低头、两肩内敛，有些驼背的样子；有些人走路时上体左右摇晃，带动头也前后左右晃动。这些不正确的姿势让人看起来很不舒服。实际上，不正确姿势行走不仅影响到个人体形的健美，还会加大下肢肌肉、腰部、腹部和膝关节的负担，容易发生腰酸背痛腿抽筋的情况，严重时还对内脏器官产生不良的影响。如长期弯腰驼背地行走，会使脊柱向后凸起变形、胸部内凹，压迫心脏等内脏器官。

下面，我们来看看几种常见的错误走路方法：

1.踢走法

生活中，有的人为了不弄脏自己的裤子或鞋子，每次走路都踢着走，随时准备踢走脚前的垃圾，时间久了就形成了一种习惯。这种习惯导致他们在走路的时候身体会不由自主地向前倾，只有脚尖踢到地面，然后就一弯膝盖，脚跟往上一提。

其实，这样的习惯非常不好，因为每次走路都像走小碎步一样，腰部很少出力，时间久了之后，不仅达不到健身的目的，反而会使整条腿变粗。

2.踮压脚走法

另外一些人的走路方式是这样的，在走路时，双脚着地的时间比提脚走路长。走路时的身体重心会全部压在脚尖上，然后再抬起来。还有一些人为了使自己的步伐更好看、美妙，总是踮着脚尖走路，结果脚尖过于用力，使得膝盖的力量全都用在小腿肚上，如果这些走法形成习惯的话，就会使小腿肚上的肌肉越来越发达，并出现让人讨厌的萝卜腿。其实，只要脚跟、脚尖交替着地就可以全面锻炼腿部肌肉。

3.内、外八字走法

很多人认为，日本女人走路很可爱，其实，她们的走法就是“内八字”走法。要知道，这种方法形成习惯的话，很容易让自己的腿变成 O 型腿。另外就是“外八字”，这种走路法最常见的就是电视上的黑道大哥们的走法。其实，这种走路法会使膝盖向外，腿型变丑，时间久了的话，还会变成 X 型腿。

“内八字”，是走路时两只脚的脚尖向内向前行走，它多是由于小时候没有养成良好的走路习惯或者腿部有缺陷造成的。“外八字”的人走路时习惯把两只脚斜向外伸着向前踱步。这种走路姿势常见于男士。造成这种走路姿势的原因多是个人感觉良好和小时候养成的不良走路习惯。

4.含胸驼背走路法

含胸驼背的主要表现是：行走者低头，背弯曲，胸收紧，肩随之向前内敛。以此种姿势行走的人经常会出现肩部、颈部和脊柱的疼痛。而且长期以这种姿势行走很容易形成驼背，不仅会增加膝关节压力，还会使臀部肌肉下垂造成肥胖，并且会影响心脏等内脏器官的正常发育和工作。这种姿势一旦形成，行走者会觉得这样很舒服，所以很难改正。

影响走路姿势正确与否的因素很多，不同的步长、步频、步幅、步态等都会造成不同的走路姿势。这些方面与人的身高、腿长、臂长以及行走习惯都有关系。这是因为步行锻炼是一项全身性的运动，它需要全身肌肉的配合才能完成，但主要运动的是下肢。举个例子来说，一般人正常走路的长步距离是 80~90 厘米，中步的距离是 70 厘米左右，60 厘米左右及不足 60 厘米的步长是短步。身材高的人腿也相应地要长一些，他的步长也较长，他可以轻松地迈着 80 厘米的步伐行走；身材矮小的人同样可以迈出相同的步长，但是会比较吃力些，因为他必须加大摆臂的力度和幅度，借此带动髋关节与骨盆扭转比平时要大的角度才能迈出相同的距离。这时他们两人的走路姿势肯定是有所区别的。

另外，养成正确的走路姿势要自觉，这一点我们必须随时注意。譬如，你走着、坐着的时候，上、下楼梯时，排队买东西的时候等，任何时候，一旦发现自己的姿势不对，就应马上做一个长的深呼吸，然后想象自己正被一股力量缓缓地拉直起来，进而改变自己的姿势。那么，坚持正确的走路姿势应该注意哪几点呢？

（1）走路时，两只脚的长轴应该踩在一条直线上，也就是所说的直行步。内外偏角在 5 度之内的都属于直行步。如果向内偏角大于 5 度，属于内收步，即“内八字”；如果向外偏角大于 5 度，属于外展步，即“外八字”。

（2）走路过程中，必须有一只脚着地，不能出现两脚同时离地腾空的情况，如果两脚同时腾空就是跑步了。

（3）一只脚向后蹬地时，膝关节不要弯曲，要保持这条腿的挺直状态；同时另一条腿屈膝向前迈步，脚掌全部着地后瞬间蹬直。

（4）行走时，保持上身的挺直，不要前后左右晃动，要挺胸、抬头、收腹。

（5）两臂摆动要与下肢的动作相配合，不要过分夸张地大幅度摆臂或者不摆臂，也不要手臂下垂无力地在身体两侧晃动，应该两臂配合步伐均匀用力，向前摆动时屈肘弯臂，向后摆臂时手臂伸直。

（6）调节呼吸节奏，与走路节奏相配合。

正确的走路姿势，不仅使身材看起来矫健挺拔，还会使自己充满信心，神采奕奕。对于各种错误的走路姿势，我们应该如何矫正呢？

（1）如果走路时有“内八字”、“外八字”的人，只需在走路时，把脚尖回收调整到行进的直线上就可以了。

（2）对于含胸驼背走路的人，要想改正这种错误的姿势，需要行走者时刻提醒自己保持正确的姿势，要挺直上身、胸部挺起、肩部向侧后方向打开、抬头向前看、目光落在10米以外的行走路线上，以臀部的轻轻摆动来调节身体的平衡。注意不可以绷紧肩部的肌肉，那样看起来很不自然，应该在肌肉放松的自然状态下挺直身体。

（3）一般来说，习惯穿长裙的女士或者后脚蹬踏力量较小的人，会出现步幅过小的情况。表现为迈步时，屈膝向前迈步；脚落地时，膝盖还没有完全打开，也就是腿还没有伸直时，脚就已经接触地面了。经常这样屈膝走路，会加重膝盖的负担，造成关节疼痛。所以，走路时应该挺胸抬头，迈开大步向前走。一些女士可能认为迈大步行走有损自己的淑女形象，其实这个担心是不必的，这里所说的大步就是以自己的身高为标准的正常迈步距离。

（4）上下"弹跳"行进走路时，因为要屈膝抬腿，身体重心会在两腿之间转换，因而身体重心的位置随着抬腿落脚的过程会上下起伏波动。在保持正确的走路姿势时，整个身体重心的上下起伏并不大，大概在3厘米左右。而一些人走路时，身体上下起伏过大，以至于上体晃动幅度较大，看起来像是踩在弹簧上行走。由于头、肩、腿部的运动量比较大，所以会消耗身体的大量能量，身体容易疲乏。要想改掉这种行走习惯，在走路时应该稳住上身，时刻提醒自己不要夸张地晃动头部和肩部。

（5）一些人习惯挺腹行走，即喜欢昂着头，使劲向前挺着肚子向前走，感觉很有"派"的样子。实际上，这种走路方式是错误的。长期腆腹行走，会使脊柱向前凸，弓脊柱变形，造成脊柱、背部疼痛。所以，走路时应该挺胸抬头，但也要注意收腹。

我们知道了正确的走路姿势的重要性，也知道了如何矫正一些错误的走路方式，那么如何培养正确的走路姿势呢？

（1）我们应该从小就养成良好的走路习惯。对于儿童来说，家长和老师可以让他们随时保持直行走，这是最基本的正确行走姿势。注意教育孩子不要因为好奇或者好玩而模仿不正确的姿势。

（2）对青少年来说，如果掌握了良好的走路姿势，不仅能改变他的精神面貌，而且还可以达到许多健身效果。青少年的走姿要求是：走路时目光平视前方，头正颈直，挺胸收腹，两臂自然下垂，前后自然摆动。两肩不要左右晃动或者根本不动，也不要一只手摆动，而另一只手一点也不动。两脚有节奏地交替向前迈进，步伐要轻盈。

（3）在行走时注意提醒一定要纠正错误的姿势，也可以告诉家人和朋友，让他们时刻监督自己，及时提醒你改正。开始改正错误时，可能感觉不舒服，毕竟习惯不是一天养成的，也不可能一天就改掉。时间长了，就习惯正确的走路姿势了。

（4）多准备几双矮跟的软底鞋，因为鞋子的情况对走路的姿势影响也很大，长期穿高跟鞋或者硬底鞋，对脚还会造成伤害。

【自助健康小贴士】选择正确的鞋子

80%的人有或多或少的脚病，比较常见的是外反大脚趾，扁平足，歪脚跟等。尽管有这些问题，有的人只是说鞋子不合适而不正视这些缺陷。跟近视的人选错眼镜让眼睛变得越来越坏一样，如果不选择真正适合脚的鞋子，走路越多越对健康不利，甚至影响膝部和腰部的健康。因此，选择正确的鞋子就显得非常重要。

一般来说选择适合走路的鞋子要注意以下几点：

1.脚后跟贴到鞋子后面时，大脚趾前面要有1~1.5公分的空间，否则走起来会压迫脚趾。

2.选择系鞋带或者自动贴的鞋子。把脚跟顶到鞋后面，把离脚尖近的地方系紧，系好适重键。自动贴也是一样，要紧一些，一脚登不适合走路。

3.不要选择过软的鞋子。有些走路专用鞋以“轻量，柔软”为卖点，这是值得注意的。鞋底太软反而容易累，脚趾关节的地方软一点，其他地方反而硬一些好。买鞋时应选择能支持脚跟周围的结实的鞋子。

4.不要选择太轻的鞋。轻便的鞋子容易被人误解为不容易累，实际不然，走路可以理解为钟摆运动，稍微有点重量反而不容易疲劳。

去哪里走？这是个问题

当城市规模越来越大，高楼越来越多，但我们的公共活动空间却变小了，那么我们应该在哪里步行锻炼呢？在小家里走来走去，空间太过狭小；老在小区里也会感到厌烦。其实，除了这些地方，你还有很多不同的选择，让你的步行更加有趣。

对于走路地点的选择，最理想的就是既能吸引你也让你感到方便的地方。最好的步行环境就是在小区的小花园或附近的街道里走上几圈。如果住在郊区，那就更好办了，你可以在田间的小径和车少的马路上进行。但一定不要选择那些过远或太脏乱的地方，这样不仅会影响你对走步运动的兴趣，而且在那些太脏的地方走路，对身体也没有任何好处。科学研究表明，空气污染很有可能对人体玄关产生不利影响，如刺激呼吸道，反复发生呼吸道感染，并增加心脏病的发病风险。日常健身中，我们可以选择一处安全的、空气清新的地方，这样才能长久地坚持下去。有的人会说，我家附近没有这样的一个适合走路的地方。其实去哪里走是一道多选题，你可以有很多选择来开展健身大计。

创造家居式“健身房”

在人们的印象中，健身房是最方便的锻炼地点。然而，人们行事匆忙，城市交通拥挤，因此，没有什么锻炼地点比在家更方便，健身可以随时开始。受空间的影响，你不妨在家里摆一些简单的健身器材，比如健走机，仰卧起坐机等，让身体充分活动。别小看这点功夫，日积月累地进行下去，身体状况将改善很多。

公园放松心情佳

在公园里，你可以找到很好的走步路线，如果公园就在你家附近，那可真是太方便了。因为这些公园里通常都会提供洗手间，可以进行较长时间的活动。有的甚至会标注路程的长短，这样一来，你就可以测控自己走路的距离和速度。在选择走步地点的时候，要尽量避免去那些行人与自行车共享一条道路的公园，以免发生意外事件。另外，单独走路者在选择地点时，对于那些什么都好但很少人去的地方，从安全方面考虑，尽量不要去。

还有一点值得注意的是，公园健身也别太“专一”。这样的运动习惯便如同偏食，并不科学。所以，你尽可以扭着走，大步走，或者走跑交替，这样能使公园成为你全身活动的“大舞台”，改善肌力、肌耐力、柔韧性等多种身体素质。

购物中心很享受

在购物中心进行锻炼，不仅能让步行变得更有趣些，可以边看东西边走路，时间很快就被打发走了。你还能享受中央空调控制的温度和没有交通限制的环境，甚至享受到洗手间、电话以及食物的方便。但值得注意的是，呆在购物中心时间不宜过长，通常以 2~3 小时为好，这样能避免你因空气不流通而造成呼吸困难的情况。

跑道变成“步行区”

高中和大学的跑道，对于一个想要改进走路技术的人来说，是个不错的选择。同时对于那些想要提高速度达到一定的走路里程，然后回家的人，也是一个非常不错的选择。学校里的环境都相当的不错，足以和公园媲美，不过也许学校跑道上的人相对多了一点。如果你在跑道上步行，那么不妨以一种放松的步子来走，并计算一下走 1000 米的时间，然后再逐渐增加。很快你就能达到最理想的走路状态，并开始10000步的健身锻炼了。

经常走路去上班

做个走班族并不神秘，就是甩开双腿走路上班，既可以是某一段路程，也可以是全程步行。我们建议你每天"牺牲"一下10分钟提前出门，走路到车站，或提前一两站下车再走回家，轻松随意又达到健身目的，当然会让你立刻"上瘾"，欲罢不能。

体育场内很热闹

如果有的朋友距离体育场很近的话，也是个很好的选择。体育场里不仅有专用跑道，而且还有各种参加别的体育项目的人。你可以一边散步放松，一边看人踢足球、打篮球、打羽毛球。说不定，还能在锻炼过程中结交朋友呢。

绿化带上风景好

如果你住的附近有绿化地带的话，例如，小河旁或平坦的草地、郊外泥路等都很不错。绿化地带的清新空气会在你运动的同时，为你的健康加分。另外，在走路运动时，可以适当地改变一下走步环境，例如，如果能在休息时去郊外进行越野跑则可以提高练习兴致。

【自助健康小贴士】如何选购家庭健身器械

在选购健身器的时候，首先要考虑自己的身体条件。如果身体素质比较差，那就应当选择运动幅度较小的器材，避免因运动不当造成严重后果。特别是对于那些身体有疾患的病人来说，选择舒缓的运动是最好的方法，买健身器材前一定要咨询一下医生，尤其是心脏病人得到医生的建议很重要。

其次就是针对需要锻炼的部位来选择健身器。如果是全身的锻炼，那么选择综合、多功能的健身器比较合适。像蹦床虽然器械很简单却可以锻炼全身的肌肉，增加腿部力量。那种可以折叠的蹦床更适合住房面积较小的人们使用，用完后放在储藏箱和床下都很方便。多功能跑步机，占地很小却功能齐全。这样的健身器材综合性强，可训练到身体的胸、背、腿、臂的各个部位，非常实用，同时还能进行背部按摩，有保健的功效。

如果是针对身体某些部位的锻炼，或是仅仅是想运动一下，那么单一功能的健身器材就可以了。单一功能的健身器针对性比较强，像肩部推举机就是针对肩背训练设计的，那些肩部力量较差和过于不协调者就可以有针对性地选购。像划船器、仰卧板等都是操作简便的健身器材，价钱也相对便宜，对那些不需要综合训练的人们更合适。

再次，要考虑到是否有足够的空间，根据自己家庭的居住环境来选择健身器的种类。一般家庭都比较喜欢折叠式健身设备，便于收藏。

为步行运动找个黄金时间

人体的生理时钟自有规律，行走锻炼也有它的最佳锻炼时间。在时间选择上，要根据每个人的具体工作和学习时间来决定，无论是早上，还是下午，运动都要适量。不管从什么年龄开始运动都有效。有时间多锻炼，没时间少锻炼，只要动起来就好，哪怕只是一招一式，都是很有好处的。

在我们决定了走路的地点后，接下来就要解决走路时间的问题。行走的最大优点就是可以随时随地进行练习。但是由于人体一天的生理状况是不断发生变化的，所以行走锻炼也有它的最佳锻炼时间。俗话说："一天之计在于晨。"中国人自古就有早上起床后，"洒扫庭院"的习惯，所以，大多数人都会选择早晨进行锻炼。国外学者研究发现：根据人体生理时钟的规律，人体经过一昼夜的机体变化，每天 8~12 点、14~17 点是肌肉速度、力量和耐力处于相对最佳状态的时间，这时进行 30~60 分钟的散步锻炼，较有益于养生。3~5 点、12~14 点这段时间，肌肉则处于相对最低态，如果在这段时间从事体能运动的话，会很容易疲劳，而且在"负荷量"过大的时候，发生运动损伤的几率要比平时大许多。专家还告诉我们，行走锻炼在夜间进行效果也很好，这是因为晚上 7 点以后，运动更容易刺激肾上腺皮质激素和甲状腺激素的分泌。

那么，每天 8~12 点、14~17 点这段肌肉速度、力量和耐力处于相对最佳状态的时间是不是适合我们进行锻炼呢？

在人们的惯常思维中，都觉得锻炼身体的最佳时间是在早晨，其次就是黄昏，因为那两个时段的空气最新鲜。然而，随着城市的空气污染情况加重，"闻鸡起舞"的习惯已经不再适合现代人了，最佳的锻炼时间已经发生了变化。研究证明，在现今的一般情况下，空气污染每天有两个高峰期，一个为日出前，一个为傍晚，而且这种情况在冬季比较明显，因为冬季的早晨和傍晚在冷高压的影响下往往会有气温逆增现象，即上层气温高，而地表气温低，大气对流几乎停止，进而使得地面上的有害污染物停留在下层呼吸带，而不能向大气层扩散，这时候，有害气体的比例要比平时高出 2~3 倍。

一个健康的成年人每分钟呼吸 16~20 次，一天吸入空气约 10 多立方米。但是在锻炼时，由于代谢的需要，使得吸入的空气往往是正常状态下的 3 倍。因此，每次锻炼时的环境与时间选择也显得尤其重要。不过，由于每个人生活、工作的环境空气质量不同，因此在户外锻炼时还要注意大气污染指数的变化。如果某一时段或某一地段大气污染指数过高，那么，你一定要实时调整锻炼地点。

当然，在时间选择上，还要根据每个人的具体工作和学习时间来决定。无论是早上锻炼，还是下午锻炼，运动都要适量。对于健康而言，从什么年龄开始运动都有效，有时间多锻炼，没时间少锻炼，只要动起来就好，哪怕只是一招一式，都是很有好处的。但是有一点很重要：每次锻练应该安排在同一时间，无特殊情况不要随意改变。因为固定锻练时间，能够使你养成一种锻炼的惯性，有助于身体内脏器官形成条件反射，随之进入到一个规定和正常的锻练状态，为锻炼提供足够的能量。

但在实际生活中，这种条件也是根据天气等各种环境因素不断变化的，因此，我们应根据客观条件的可能性，尽量选择相对最佳时间去从事体能活动，以便收到更好的健身和训练效果。

具体步行时间的选择要看个人的锻炼目的，因为目的不同，针对的身体状况就不同，适合其行走的时间也就有所区别了。根据科学家的研究和以往人们行走锻炼的经验，总结出下面一天中较适宜步行锻炼的时间段：

1.早上。尽管早上不是最佳的锻炼时间，但由于现在很多人工作忙碌，只能选择早上时间运动。专家建议，锻炼前最好喝上一杯水，以稀释血液、降低黏稠度。此外，要选择远离树木繁茂的地方，尽量去背风和向阳的开阔地带，锻炼时间 40 分钟左右即可。但是注意不要空腹运动，因为从昨天吃完晚饭到今天早上起床，晚饭所食之物已经消化殆尽。经历了将近 10 个小时左右的空腹期，再空着肚子锻炼，容易出现低血糖，对身体健康造成伤害。

2.饭后。饭后，特别是午饭后是进行步行锻炼的最好时间。正如一句民谚所说："饭后走一走，活到九十九。"饭后一定量的运动可以促进消化，防治积食。在我们常规观念里，吃过午饭应该睡一会儿，这样可以保证下午的工作。其实，在午后的2点到4点，人体运动能力达到高峰。而此时阳光充足、温度适宜、风力较小，是锻炼的最佳时间段。但是如果刚刚放下碗筷就进行锻炼的话，会减少血液对肠胃的供应量，加重肠胃的消化负担，引起消化不良。所以最好在饭后休息片刻后再进行锻炼。

不过，无论你选择何时运动，以下几点都应当注意：

1.饭前、饭后不能立即运动。运动后立即进食或饭后跑步都会引起胃酸分泌减少，影响对食物的消化，久而久之会引起胃病。一般锻炼结束后休息至少半小时后再进食，饭后休息两小时后再进行锻炼为宜。

2.睡前别锻炼。睡前锻炼会使大脑皮层处于高度兴奋状态，产生多梦或不容易入睡的不良反应，最好锻炼后休息一小时再入睡。

3.频率。不一定要每天都锻炼，但是，连续三天内必须有一天时间要锻炼。

4. 培养最佳锻炼时间。最佳锻炼时间因人而异，人们完全可以根据自己的生活规律、生物钟和工作性质，培养出每天最佳的运动时间。

5.锻炼前先喝水。无论你选择什么时间锻炼，喝水都是不能忽视的关键细节。早晨锻炼的人们，每20分钟要喝点水，一次喝120毫升为宜。午后和晚上的锻炼，强度比早上大，身体消耗的能量和水分也较多，要补充200毫升的水。同时，我们不能等到感觉口渴的时候才喝水，这时候身体已经缺水了。此外，运动后最好不要暴饮，要一口一口地喝，以减轻心脏负担。还可以准备点盐糖水、蜂蜜水或运动饮料，这些都会帮助我们恢复体力。

【自助健康小贴士】锻炼计划表

15:00~16:00是人体能量储备的高峰期，此时运动让你保持持久的耐力。适宜运动：网球、游泳。

16:00~17:00是人体各关节润滑、伸展幅度较好的时间段。适宜运动：爬山、瑜伽。

19:00~:20:00人体最易兴奋，适合从事动感、有节奏的运动。适宜运动：羽毛球、有氧健身操。

20:00~21:00不适宜剧烈运动以防影响睡眠。适宜运动：小功率自行车、器械练习。

鞋是步行健身最重要的物质准备

步行的时候，一双好鞋是非常重要的，因为它伴随着整个步行的过程，呵护着你的双脚。正因为鞋子的重要性，如何挑选一双合适的鞋就显得尤为关键了。

既然要做步行运动，那么首先就需要拥有一双好鞋。在鞋类产品中，慢步鞋是专门为了满足这类特殊的功能需求而设计的一种鞋。穿着一双好的慢步鞋来保证行走过程中的舒适度是很重要的。现代慢步鞋的设计充分考虑了慢步运动独特的跨步形式和所受的压力。下面我们就将向你介绍购买慢步鞋时应该注意的事项。

1.观察鞋子的构造

(1)后跟结构。鞋跟是和地面接触的点，而这种接触通常在一次走路

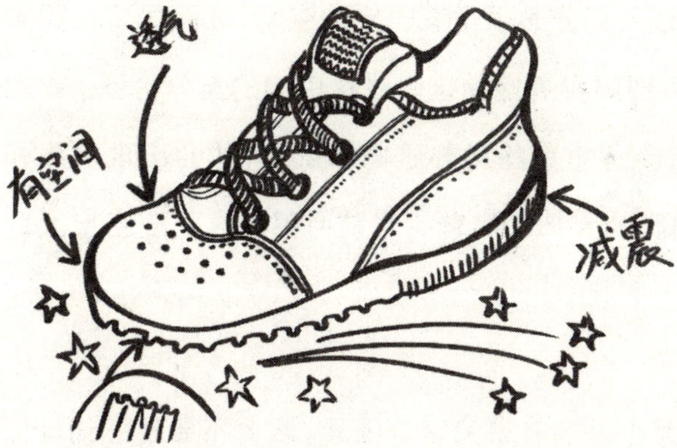

时会发生上千次之多，所以，鞋跟是相当重要的。一般来说，应当选择有轻微倾斜的后跟和平衡性好的鞋。慢步鞋的后跟一般都不厚，并且在鞋底后跟外侧部分有一个轻微的斜角，它主要是用来保护脚和脚踝的，这样可以应付脚的弯曲动作，提高行走效率。减震在行走这种运动来说并不像在其他对脚有重压的运动那么重要。但慢步鞋的后跟必须是经过特殊设计的，使其能完全适应脚在行走时的自然弯曲动作。

(2)后跟高度和减震垫。因为走路时所需的减震功能远不如跑步时的要求高，所以，慢步鞋底的后跟龙骨高度较低。另外，慢步鞋的中底的厚度较薄，因为慢步鞋的减震只要适当即可。套后是用塑料或复合材质制成的用来增强后脚跟部分的稳定性，应用套后来改变后跟的坚硬程度，进而提供更好的控制作用，使你的脚在走路时保持稳定。

(3)曲挠性。走路时所需的曲挠性要比跑步时要求更高一些，因此慢步鞋在结构设计时必须能适应其曲挠性的要求。有些鞋在鞋大底的前掌部分水平横切了一条弯曲沟，使脚在活动时更加灵活，更加自然。如果鞋上没有弯曲沟的话，那么选的鞋子的大底一定要很柔韧。

(4)鞋面材质。慢步鞋的鞋面材质通常要足够结实，但同时还要透气、轻便。全皮的鞋是最结实和稳定的，但透气性不太好，而且比较沉。而由皮质和轻便透气的人造网布结合使用而制成的鞋面不仅耐用性好而且比较透气，更大的优势是很轻便。

（5）鞋头。慢步鞋的鞋头部分必须留有一定的空间，进而保证在脚着地过程中由后跟先着地再到脚尖着地的这个过程中脚的充分舒张。如果鞋头部分空间太小的话，会严重束缚脚部肌肉和肌腱，并会出现疼痛和抽筋的问题。因此，你的脚的大拇指到鞋头最前面部分之间应空出大约一个拇指的宽度。

2.试鞋的方法

（1）尺码。脚尺码的大小是选鞋最关键的因素。因此不要随意估计你现在脚的尺码大小，因为脚的尺码是随时变化的，所以在买鞋之前，一定要先确定好自身脚的尺码，再去选购喜欢的慢步鞋。记住你所买的鞋一定要比你的脚的尺码大上一个指头的宽度才可以。

（2）动动脚趾。在系紧鞋带之后，动一动脚趾，适合自己的鞋子必须是让你的脚趾感到宽松的，而且不会顶到鞋子的前端。如果脚趾顶在鞋子前端，走下坡路的时候会非常难受，久而久之容易受伤。

（3）两只都要试穿。即使是同一个人的两只脚，其大小也会略有不同。因此买鞋时必须保证你所穿的鞋合乎你略大那只脚的大小，而不是迁就较小的脚。

（4）试走一段路。穿上鞋子后在店里走上 5 分钟左右，确保鞋子各部分与脚更紧密结合，感受是否舒适。

（5）傍晚时买鞋。傍晚的时候，足部会比一天中的其余时间略为浮肿，这时去购买，买到的鞋型会更适合自己。

对于鞋的寿命，以及何时购买新的慢步鞋，则需要根据自己的实际情况而定，一般来说，慢步鞋大概在穿着走过 500 公里或你已经穿过 6 个月就需要更换了，因为中底部分的减震垫层已经损坏。

3.何谓好鞋

行走时，身体的重量和地面的反作用力都会作用到脚上，因此在行走过程中，脚会承受比平时状态下要大得多的冲击力。行走锻炼时穿一双好的运动鞋很重要，它可以减轻脚接触地面时所受的冲击力。一双好的运动鞋应该具备以下条件：

（1）运动鞋大小要合适。过大，鞋往下掉，行走困难；过小，会夹挤脚，使脚疼痛，影响行走锻炼。

（2）运动鞋要轻便。因为走路时脚会带动鞋抬起，不断向前迈步，鞋子太重的话，如果走的路程远，会造成下肢疲劳或者关节伤害。

（3）运动鞋的前部空间要宽松一些。因为空间不够，踏地时，脚趾不能够充分伸展，会相互挤压，脚趾容易疼痛。

（4）鞋底要有一定的弹性。鞋底有一定的弹性但不能过于柔软，鞋底太柔软了容易造成肌肉疲劳；鞋底具有一定的弹性能有效地缓冲地面对脚的冲击力。

（5）运动鞋透气性要好。鞋的透气性好，可以使运动时脚部产生的汗液及时排出，如果汗液积在鞋内不能散出，那么就很容易得脚癣。

（6）有合适的鞋后跟。运动鞋的鞋后跟最好有一定的高度，并且弹力要好。研究发现，鞋底和地面的夹角大约在30度左右的时候，能够最大限度地降低地面对脚的冲击力。鞋跟过高，会影响走路时的稳定性。

（7）鞋帮要能够起保护作用。运动鞋虽然都有鞋帮，但是有的鞋帮并不能起到保护作用。好的运动鞋帮应该是不软不硬，将脚完全包裹，起到支撑的作用。

（8）鞋面应该柔软，鞋面内部应该光滑。行走过程中，脚面容易与鞋面发生摩擦，鞋面太硬或者内部粗糙的话，脚面会因为摩擦而疼痛。

运动鞋的好坏直接影响到锻炼效果，如果脚不舒适，行走兴趣和行走能力肯定会受到影响。如果长期穿着不合适的鞋子进行步行锻炼的话，脚会出现水泡、疼痛、脚气等问题。所以，行走锻炼前，一定要为自己选一双合适的运动鞋，哪怕贵一点，也是值得的。

出发之前，打点自己的“步行随身装”

步行前，要做好充分的准备，根据当时的天气状况和准备去步行的地方的条件，选择合适的随身装备，这样可以使你的步行更加轻松惬意。而且，做好充足的准备，也可以在意外情况发生时不那么手忙脚乱。

除了一双合适的鞋以外，进行步行健身锻炼前还要准备其他一些物品，这些物品可以帮助你应对各种情况的变化，减少运动时所受的伤害，以便顺利地进行锻炼。

合适的着装可以使行走锻炼进行得更加顺利和舒适，不合适的服装会妨碍运动的顺利进行。步行健身锻炼的着装应该注意以下几点：

1.外衣

外衣应选择质地较软、透气性、吸汗性较好的棉质服装。根据天气最好准备厚薄程度合适的两件上衣：为适应在任何天气步行，你需要内层和隔离层两层衣服。夜间步行应选择易辨认的服装，那样可以让别人和司机都看清楚你，避免发生交通事故或意外事故。

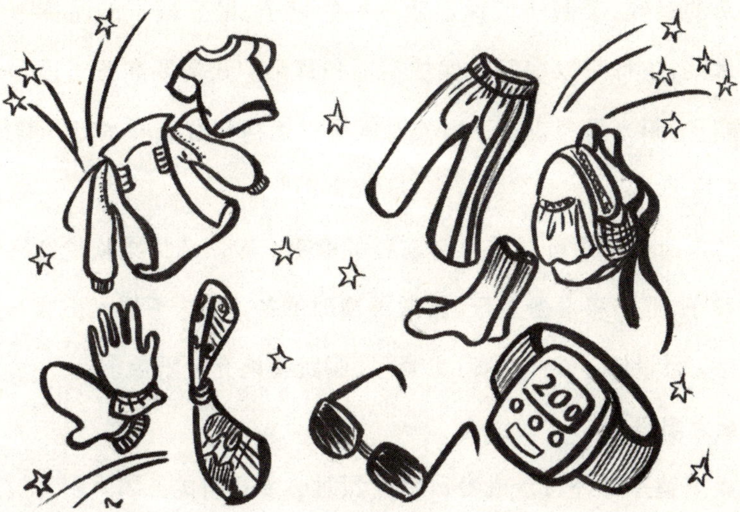

2.内衣

对于女性来说，一件好的运动文胸必不可少。普通文胸可能不能为保护乳房提供足够的支持。文胸的选择应参考几个因素：

合身，应确保你的运动文胸正好适合胸部，不会妨碍呼吸。

支撑，运动文胸要么是提供足够支持的定型胸罩，要么是压迫胸部的压缩胸罩，胸部丰满的女士应选定型胸罩。

面料，一定要选择透气性好的。

肩带，应保证不会勒进皮肤，还能提供最大的支撑。"Y"型背带最能有效防止带子从肩膀滑落。

3.裤子

裤子应选择比较宽松舒服的，有一些裤子有很多口袋来装乱七八糟的玩意儿，还有的裤子设有拉链的裤腿使短裤和长裤合二为一，也不失为好的选择。

4.帽子

帽子需要多准备几顶，因为不同的情况下所需的帽子是不同的。天气寒冷的时候，要戴一顶保温效果好的帽子，最好帽子的两侧下沿能够遮住耳朵，这样可以很好地保护头顶和耳朵。还需要准备一顶帽檐比较大的帽子，阳光强烈或者下雨的时候可以遮挡和避免雨水打入眼睛。

5.袜子

行走时穿袜子可以减少脚与鞋的摩擦。应该选择柔软的透气性好的棉质袜子，最好多准备几双，留做更换时的备用。袜子的大小要与脚的大小合适。太大了，照样磨脚；太紧了，脚趾不能充分舒展。

6.太阳镜

太阳镜是野外行走或者日照强烈时必须备有的。因为阳光过分照射眼睛，容易引起眼睛疼痛、疲劳；久而久之，还会引发其他眼部疾病。太阳镜应该选择遮光效果好的深色镜片。现在流行的好多彩色镜片，并不能起到遮光护眼的作用。所以买太阳镜不能只看款式新颖、颜色时尚，重要的是保护眼睛的效果好。

7.背包

选择双肩的登山包最好。双肩背包可以使重量均衡地由双肩承担，有利于保持身体平衡，而且双手可以自由的活动。

8.手套

在不同的天气里需要的手套也是不同的。冬天，天气寒冷，手部容易发生冻疮，最好选择一副透气性好、保温效果好的棉质手套或皮质手套。在空气经常比较潮湿的地方，最好选择一副防水性能比较好的手套。手套要选择手腕处有松紧设计的那种，手腕处的松紧设计可以保证手套不会太松脱落或者太紧影响腕部的血液循环。

9.计步器

计步器可以帮助你清晰地了解你所走的距离、步数和速度，从而根据实际情况调整自己的锻炼计划。

10.地图

在陌生的地方，地图就是你的向导，帮助你辨别方向，避免迷路。

11.mp3 随身听

如果感觉单独步行太孤单寂寞了，长时间行走时，不妨听一听随身听。但是注意不要在人多、车多、声音嘈杂的环境中使用，防止精神分散，发生交通事故。

【自助健康小贴士】步行损伤防治法

步行运动虽然说是各种运动项目中技术含量最低、最简单易行的项目，但是锻炼不得法也难免会出现各种各样的损伤。锻炼者如果掌握一些运动损伤方面的常识，就可以避免损伤

1.造成运动损伤的原因

造成运动损伤的原因是多方面的，它与运动者的年龄，性别，生理、心理状态，训练，运动技术和外界环境都有直接或间接的关系。青少年的骨骼与骨周围肌腱发育相比相对较慢，骨的肌肉肌腱附着部容易发生损伤。女性如有月经紊乱，就可能造成雌激素分泌低下，易发疲劳骨折。老年人骨中有机质含量降低、骨质脆，骨折较为多见。体重超标的人，身体的灵活性、耐力相应较差，关节磨损也较常人更快。在过度疲劳状态运动时，人体力量、精准度、共济功能、警觉性、注意力均显著下降，运动损伤的风险会显著增大。另外，外界环境等因素也会造成运动损伤，如：光线不足，雨后路滑，气温过高、过低或过于潮湿，器械劣质，服装和鞋子不合适，缺乏必要的防护器具、运动场地不平坦或有小碎石杂物等。

2.运动损伤防治

在运动之前首先做好准备工作，通过热身活动把自己全身的各部位

关节彻底活动开，同时拉抻全身肌肉，使自己各部位关节、肌肉在运动之前保持灵活、兴奋状态。对一些习惯性易伤部位，如脚背外侧，拇指的根部等，除要充分做好准备活动外，还可以使用保护带，如护踝、护指、绷带等。这特别适合于老年人，或者本来关节不太好的人。

找个运动好搭档，走起路来更愉快

马克思有过这样一句精辟的话："人的本质属性是社会性。"人身处社会中，只有通过与别人的交往才能实现自己的价值，也才会生活得更加快乐。和别人一起步行，我们可以得到鼓励、感受愉悦，在和爱人、孩子、同事的步行中，不仅锻炼了身体，也拉近了彼此的距离。

许多人觉得，和别人一起步行，效果更好，坚持的时间会更长。在生活中，大部分人都有这样的经历，兴致勃勃、充满信心地开始一项运动计划，不过几周，就发现难以坚持下去，后来干脆放弃了。其实，缺乏动力是不能坚持步行锻炼的主要原因之一。和别人一起步行，可以给你动力，激励你坚持下去。

人是社会动物，有交流的需要，交友的欲望，即使有时候暂时想独处一段时间，但终究还是要回到社会中来的。通过和别人一起步行，我们可以获得力量、感受愉悦。尤其是在你的步行锻炼计划很完美时，我们可以在与他人一起步行中获得更多的好处。约上三五个好友一起做你的步行搭档，犹如给自己找了一个私人教练。可以的话，不妨由几个年龄相近的中老年人或者是一起工作的同事一起组成一个步行小组，他们会给你精神上的鼓励和技术上的指导，还能检查和确保你行走时的安全，给你注入新的观念和想法。不仅如此，约上你的搭档一起步行，你还可以扩大运动范围，引导自己走向从未走过的地方——可能是繁华的都市，也可能是偏僻的乡村，甚至是海外之旅。

一项调查结果表明，在接受调查的女性中有70%表示独自步行会感到不安。由此可见，安全问题是人们愿为自己寻找步行搭档的主要原因之一。有了别人的陪伴，你会产生足够的信心和安全感，可以在你希望的时间去你希望去的地方。唐小姐是一位依靠步行锻炼成功减肥的典型例子。她身高1.65米，体重近半年一直在47.5公斤左右。以前，唐小姐天天坐在办公室里，按照她自己的说法："腰上不谦虚地说能称得上是'三层轮胎'了。"大腿粗得要命。一开始，唐小姐也模仿别人"节食"减肥，感觉非常痛苦。后来，在慢慢的摸索中，唐小姐终于找到了非常适合自己的步行瘦身法。现在，唐小姐总是在小区附近的公路和小路上走路。她总是尽量每天至少走路一次，一次起码要走上1个小时。为了更好地坚持她的减肥计划，她有时还拉上爱人或同事一起步行。她说："我们总是在前一晚就相互约好地点见面。"长期如此之后，唐小姐的走路健身已经成为被她自己称为"上瘾"了。"如果我有事耽搁了而无法走上一阵子，我会觉得精神不振、焦躁不安。"

对唐小姐来说，拥有一个步行的搭档是坚持她的步行计划的关键。"当我一个人时，我会觉得厌烦或是懒惰"，她说，"当我知道我和别人约好了，而且我知道小丽、陈姐或是我老公在等着我时，我总是会按时到达。"

任何一个人都可能成为你的步行搭档：家庭成员、朋友、同事、邻居，甚至你的小狗。不要错过任何一个有可能与你同行的人。你也许不能找到愿意天天与你同行的人,但你很可能约到两个或三个人,他们其中的每一个都能在1周内与你结伴同行好几次。

与爱人同行。

如果与你的爱人同行,那么每一次同行都是一次加强你们婚姻关系的大好机会。一起步行时,你们能更轻松地与对方交流,能更容易地向对方敞开心扉,在谈论一些敏感的话题或是决策性的话题时就会更加冷静。

和孩子同行。

如果你的爱人不能总是和你一块儿步行,你可以叫上你的孩子或是孙子。孩子们可以成为很棒的同伴,只要你选择一个使他们感兴趣的重点就行了,如冰淇淋店、学校操场或是公园。尽量让孩子们说话,并且享受他们的陪伴。在步行中,你可以听到孩子各种各样稀奇古怪的想法,甚至会发现自己的孩子原来也有这么活泼的一面,不知不觉拉近了与孩子的距离。同时,步行时也会让孩子感受到你把所有的时间都留给了他,而不再是那个总也见不到摸不着的大忙人了。这样孩子也会觉得你更加亲切,你们的关系在一起步行中也更加和谐。

在工作中走路。

工作的地方是孕育走路者的良田,无论工作有多么繁忙,每天都会有休息的时间,利用这个时间来走路可比咖啡更能减轻你的压力,使你再度充满活力。如果与你的同事们走路还可以增进对同事的了解,改善与同事的关系,能使自己身心愉快地投人工作。

与狗同行。

当你在选择走路搭档时,不要忘了还有一个"四条腿"的族群。狗可能是你最热心而且最可靠的走路搭档。因为狗有时候喜欢东闻闻西凑凑，跑得也比较快，所以你最好做好小跑的准备，免得跟不上它的脚步。

步行前一定要做的准备活动

步行运动虽然说是各种运动项目中技术含量最低、最简单易行的"温和运动"，但是锻炼不得法也难免会出现各种各样的损伤。因此，我们在步行前也应该进行准备活动。只需要几分钟时间打开关节、舒展筋骨，就可以让步行锻炼更加安全。

很多人有这样一个错误的认知：步行或走路锻炼前无需做热身活动。其实不论你从事哪一种运动项目，都要做热身活动。慢跑和步行也一样。只不过步行前只需做一些轻柔的放松活动或最初 5 分钟完全放松地行走，而慢跑在开始时，应跑得十分慢。

运动前进行适当的准备活动，可以增加关节的活动和肌肉的柔韧性，使身体内部器官进入运动适应状态，有效地预防运动创伤的发生。

1.颈部运动

颈从右肩前慢慢往左肩做弧形转动，然后反方向转回来，重复 16 次，慢慢进行练习。颈向左倒，还原；右侧倒，还原，重复 16 次。每次练习时，尽量增加侧倒幅度。颈向左转，还原，重复 16 次，颈左右各转 90 度。

2.肩部运动

双肩先向前耸起向后绕肩，还原，重复 16 次，逐渐增加向后环绕幅度。双手交叉置于头顶，肘部略弯，大臂慢慢向后振，重复 8–16 次，后振时肘向上方展。两臂下垂，双手交叉置于身后，肘部弯曲，大臂后上振扩胸，重复 8-16 次，臂后上振时逐渐增加幅度。

3.髋部运动

双腿右前左后成高弓步，收腹收臀，至左臂前部和大腿上部肌肉收紧止。可重复多次，两腿交替重复。肌肉紧张收缩后，随之做 1 次放松动作后复位。

4.大腿后部肌肉伸展运动

双脚右前左后，上身前倾，双手撑在左腿上，慢慢后坐，以右大腿感到肌肉收缩绷紧止。复位后换腿重做。注意右膝不要绷紧。

5.大腿前部肌肉伸展运动

左手撑墙，右腿后屈，右手握住脚踝轻轻地把足跟往臀部扳动，触臀后复位。换腿重做，注意背部不得弯曲，屈膝腿对地面，双膝并拢，支撑腿膝自然微曲。

进行跳转体

慢跑高踢腿

屈腿举腿外摆

前压腿

6.小腿肌肉伸展运动

双脚右前左后，上体前屈。双手放掌放在左大腿上，慢慢后坐，右脚掌抬起，小腿后肌肉感到拉长止。复位，换左腿重复。

7.踝关节环绕运动

左手撑墙，右腿屈膝高抬，踝关节做向左、向右的转动若干次，复位，换左腿重复。

8.身体柔韧性系列活动

柔韧性练习对加强韧带，及关节各部位的灵活性是很有必要的,对预防身体受伤也有积极意义,因此要正确而细致地作好各种练习。

安排柔韧性练习,自然要把主要肌肉群按摩、伸展,还要把腰、胯、腿、踝、脚等部分的关节充分活动开,这是重点。某些柔韧性练习,可以安排在全部训练结束时作为整理运动进行。

【自助健康小贴士】中老年人柔韧性锻炼

步行锻炼基本上没有什么特别的技术要求，相对而言对柔韧性、平衡能力要求较高。中老年人由于骨密度下降,韧带变硬,柔韧性与年轻人相比要差很多,而柔韧性对中老年人预防跌倒、保持良好的生活质量有着重要的意义。所以,用简单易行的方法进行柔韧性锻炼,对于中老年人来说是很有必要的。

柔韧性训练方法就具体形式来讲有两种,一种是主动练习法,另一种是被动练习法。主动练习法是指练习者依靠自己的力量使肌肉拉长,加大关节活动的灵活性;被动练习法是指练习者通过他人的帮助,借助外力使肌肉被拉长,并使关节活动范围增大。中老年人可以主要采用被动练习法,在子女的帮助下进行锻炼,主要是腿部的锻炼和腰部的锻炼。

腿部锻炼:可以面对高的支撑物,单腿提起,脚跟放在上面,腿伸直、立腰、收髋,上体前屈,向前向下振压,左右腿交替进行。

腰部锻炼:坐在垫子上,两腿伸直、挺胸,向前折体弯腰,两手尽量伸向前方,使胸部贴近腿部,并持续一段时间。

不适宜步行，就别强出动

步行可以说是最不受限制的运动，但在一些特殊情况下为了坚持每天的锻炼而勉强锻炼是不必要的。步行锻炼时要记住，步行是为了强健身体，愉悦身心，千万别把它当作一项必须完成的任务，这样就背离了步行锻炼的初衷了。

行走锻炼虽然几乎不受什么限制，但是在一些特殊情况下进行锻炼也会损伤自己的身体。下面就介绍几种不适合步行锻炼的情形。

1.患病的时候不适合步行锻炼

患病，说明身体情况欠佳。身体情况不好的时候，往往还会导致心情也不好。没有一个好的身体和好的心情，强行步行锻炼，反而会恶化身体的状态。如果不小心患了感冒或者发热，最好先暂停走路，等病好后再继续锻炼。如果腰部、关节或者心脏有病的朋友，最好先向医生进行咨询。如果是腰部疼痛或者膝关节疼痛，最好不要锻炼，避免行走使已有的病情雪上加霜。

2.空腹的时候不适合步行锻炼

人在空腹的时候，如果进行行走，对于减肥的朋友来说，看起来可能效果会更明显些，但实际上对于身体健康和行走兴趣的保持都是一种伤害。饿肚子的感觉很不好受，饥肠辘辘的时候人的精神不易集中。如果强忍着饥饿进行锻炼，疲劳感会比平时来得快和强烈。饥饿的忍耐度是有一定限制的，如果超过了这个限度，不仅会打消行走锻炼的积极性，还会对身体产生伤害。

3.刚吃完饭的时候不适合步行锻炼

食物在人体内消化需要一定的时间，不同的营养物质的消化时间也是不同的，消化食物最少需要 1 个小时左右。如果刚刚吃完饭就步行锻炼的话，血液会大量流向运动的肌肉，而肠胃的血液供应量相应减少，这样会加重肠胃的消化负担，引起消化不良。所以，在刚吃完饭后不要即刻进行行走锻炼，尤其是不要进行剧烈的运动项目。但是，缓慢的散步和外出购物在饭后是可以进行的。

4.心情不好时不适合步行锻炼

行走时的心情对锻炼效果具有一定的影响作用，心情不好时，锻炼效果也不会好。因为，心情郁闷或者烦躁，会降低行走锻炼的兴趣。如果只是为了完成锻炼计划规定的任务而进行步行锻炼，还不如先调整一下心情再说。当然，如果行走能够帮助整理心情的话，出去散散心也可以，但不要把注意力集中到锻炼任务的完成上。愉快的心情比任务的完成更加重要。

第三章

你适合怎么走？打造自己专属的步行计划

在开始步行之前，我们应该为自己制订一个专属的步行计划，做自己的步行锻炼指导员，这样才能最科学地实现强身健体的目的。根据自身情况做步行运动计划，督促自己坚持步行；通过测靶心率等简单易行的方法，了解个人阶段的所需活动量，做到有张有弛；根据四季的不同气候状况，了解一些基本的注意事项；依照自己的步行消耗，进行适当的营养物质补充，为健康加分；当然，最重要的一点是，有计划更要常实践，千万不能做“言语上的巨人，行动上的矮子”。

做自己的步行锻炼指导员

身体给我们的暗示是大自然最奇妙的语言，当你的健康受到损害时，身体就会发出警报提醒你。学会识别这些警报的意义，关爱自己的身体，这对处于现代社会中的人来说，显得尤为重要，千万不能为了工作而牺牲健康。在平时多锻炼，多步行，多放松，给身体适量的休息时间，只有这样，你的人生才能更加精彩。

劳驾你回忆几个这样的场景：某天，由于你太过敬业，一天在办公室里坐上10多个小时，突然起身双腿是否感觉颤抖呢？周末的日子美美地睡上一天，下床是不是心脏有点不舒服呢？ 埋头伏案，奋笔疾书，忘记了时间，起身时是否头晕目眩呢？

是的，由于这些各种各样的原因，很多人坐着、躺着，忘记了时间。然而，这种做法是非常错误的——倘若坐着、躺着的时间太长，也会造成一种疲劳。在人的一生中，如果把睡觉、休息的时间计算在内，行走的时间已经不多了。一旦你完成从坐卧到行走的转变，脚底的负担将瞬间加重，从而体内的血液流动加快，自然就造成腿颤抖、心发慌了。那么，我们该如何面对自己的腿颤抖、心发慌呢？别担心，这不是件坏事，反而是件好事，因为，身体在向你发出“警报”了。

有一位先生，运动量严重不足，而且还得上了心脏病。在医院，他很痛苦地问医生怎么了。医生问清了情况，微笑着问他，你觉得你有什么异常症状吗？于是他开始回忆起了这一段时间的不舒服，絮絮叨叨了很久，像头晕啊失眠啊。最后医生告诉他，你的身体暗示你说，再不活动就晚了。于是，他开始接受医生的劝告，每天坚持用40分钟行走6~7公里，最终不仅体重减轻了22公斤，并且心肺功能也大大增强。

我们每个人都知道养生的道理，可就是容易忽视它。一旦生了病，才开始紧张忧郁，这都是不正确的做法。事实上，我们不应该像这位先生那样，等到生病了，被医生提醒时才发现平时生活中的不舒服。平时，我们就应该跟着感觉走，听取生命给予我们的“意见”，关注自己身体发出的警报：

1.“将军肚”早现。30~50岁的人，大腹便便，是成熟的标志，也是高血脂、脂肪肝、高血压、冠心病的伴侣。

2.脱发、斑秃、早秃。每次洗发都有一大堆头发脱落，这是工作压力大、精神紧张所致。

3.频频去洗手间。如果你的年龄在30~40岁之间，排泄次数超过正常人，说明消化系统和泌尿系统开始衰退。

4.性能力下降。中年人过早地出现腰酸腿痛，性欲减退或男子阳痿、女子过早闭经，都是身体整体衰退的第一信号。

5.身上有某种不适或疼痛，但医生查不出问题，而仍不放心，总想着这件事。

6.眼皮黄肿。你的胆固醇偏高，因为脂肪会聚集在上眼皮，而脂肪是黄色的，所以眼皮会发黄。

7.指甲颜色变淡，甲床发青。甲床发青，指甲发黄可能意味着你患了糖尿病，这种疾病削弱了到达指端的血流。

8.嘴和舌头是否有白斑或者红斑。如果有，那可能是口腔溃疡或被食物烫伤。但是如果斑在2周后还未消失，那可能是口腔癌，应该尽快去找口腔科医生做活检。

国内外相关机构研究表明，现代社会符合健康标准的人占人群总数的15%左右。已确诊患病，属于不健康状态的人也占15%左右。如果把健康和疾病看作是生命过程的两端的话，它就像一个两头尖的橄榄，中间凸起的一块，就是处于健康与不健康之间的过渡状态——亚健康。

在现代医学中，亚健康即指非病非健康状态，这是一类次等健康状态（亚即次等之意），是界乎健康与疾病之间的状态，故又有“次健康”、“第三状态”、“中间状态”、“游离（移）状态”、“灰色状态”等的称谓。亚健康状态也是很多疾病的前期状态，如肝炎、心脑血管疾病、代谢性疾病等等。亚健康人群普遍存在六高一低，即高负荷（心理和体力）、高血压、高血脂、高血糖、高体重、免疫功能低。

亚健康问题一直缠绕着现代社会的年轻人，大多数人因繁忙的工作、长时间的无规律作息和缺乏有效的身体锻炼，再加上环境污染、空气恶化等生存空间恶化问题而造成亚健康状态。

亚健康状态如果不得到及时的遏止，很容易引起心身疾病，主要是功能性的问题。处于亚健康状态的人，除了疲劳和不适，不会有生命危险。但如果碰到高度刺激，如熬夜、发脾气等应激状态，很容易出现猝死，就是我们常说的“过劳死”。

身体给我们的暗示是大自然最奇妙的语言，如果你的身体已经发出了警告，那么赶紧采取措施加强锻炼。当然，最好的做法还是在平时就注意关爱自己的身体，多步行多放松，给身体适量的休息时间，只有这样，你的人生才能更加精彩。

【自助健康小贴士】健康自测题

1. 经常感觉身体虚弱，困倦乏力（剧烈劳动之后或大病初愈等除外）。

2.记忆力减退，健忘，注意力不能集中，如果这些情况出现在40岁之前。

3.体力大不如从前，经常感觉力不从心。

4.忧郁烦躁，睡眠不好，心理压力很大，这种状况持续3个月以上或者经常发生。

5.免疫力和抵抗力下降，经常感冒，喉咙痛，早起感觉浑身乏力。

6.工作与生活无序，忽视锻炼，每天的锻炼时间少于30分钟，经常在电脑前办公，没有正确的坐姿。

7.对任何事情都提不起精神，对事物失去兴趣，悲观，情绪低沉。

如果以上状况经常出现，那么你就要高度注意了。这些状况大部分都与心态有关，心态决定了你的身体和机能是否能够发挥百分之百的能力，这也就是为什么古人所说的病由心生的最主要的原因。你可以不吃保健食品，但必须要有一个好的心态。

根据自身情况做步行运动计划

要把步行锻炼坚持下去也不是一件容易的事，这需要耐心，有时候稍偷几次懒，就可能前功尽弃。因此，制订一个锻炼计划对于步行锻炼来说是很有必要的，不仅能督促自己坚持下去，而且还能提高锻炼的积极性和效果。

选择一个恰当的走路时间对我们每个人来说都比较容易，但是要制订出走路计划并坚持下去可就不那么简单了。

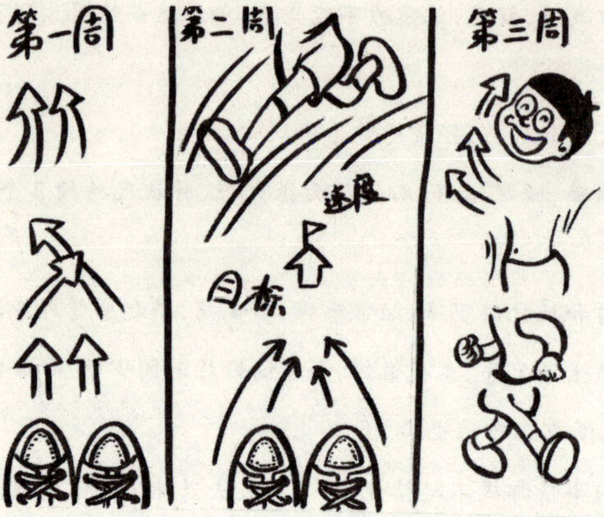

对于制订走路计划，也许有些人认为没有必要，只要自己在空闲的时间出去锻炼就可以了。其实不然，如果没有一个比较详尽完美的计划，不仅不利于提高锻炼的积极性，还会因每次锻炼时间不同而影响锻炼效果。另外，制订好计划还可帮你养成做事有计划和有条理的好习惯。因此，制订一份详尽完美的计划，是很有必要的。不过，我们在制订走路计划时，具体细节要依自身情况而定，并力求按计划坚持下去，而不要不切实际地乱写，结果什么都实现不了。下面，我们来看看走步运动教练为初学者制订的三周走步计划：

第一周：熟悉技巧

对于初学者来说，在开始锻炼之前，应该先做些必要的练习。在整个练习过程中，步行的速度要比平时慢一点，时间约为 10 分钟左右，而且最好在运动之前，先做 3~5 分钟的暖身练习。

直线走

在跑道、大路或是操场上，练习沿一条直线行走，双脚的内侧沿着这条直线的外侧移动，可以让你更容易进入走步状态。

交叉走

还是那条直线，我们可以通过沿直线两侧交叉移动双脚来锻炼臀部，其目的是让你学会在进行走步运动时摆动身体，而且，还可以从臀部伸展你的腿，使骨盆交替向前，有助于迈出更大的步伐。

脚跟步行

这是一种脚跟着地，脚趾离开地面的走法，能让你的小腿和胫骨得到伸展和变得强壮，它可以给你撑离地面的力量，使你的步伐强劲有力。

环绕手臂

手臂慢慢向后环绕，接着向上举起，再从后环绕放下。这会使你放松胸肌、臂肌和后脊，进而可以最大限度地甩动手臂。

第二周：间隔训练

做完第一周的技巧练习之后，我们会掌握一些基本的技巧，那么，在接下来的第二周里，我们将做以下练习。不过在做下列练习之前，仍然不要忘记5~10分钟的暖身。

速度练习

对于这项练习，你可以在一条跑道上，以自己最快的速度走完200米之后，开始慢慢减速，一直到自己的心率恢复到正常为止（120次/分钟），然后，再用自己最快的速度走完400米，然后逐渐慢下来，直到心率恢复正常为止。连续重复这个过程，并逐渐将距离拉长到600米、800米，然后再将整个过程重复一遍。不过，在第二次重复的时候，要记得把顺序颠倒一下，从最长的距离开始，以最短的距离结束。

目标锻炼

这时候，你可以选择一个可重复的目标（如电话亭、商店、树等），在选定目标之后，就用自己最快速度步行，抵达第一目标，然后再用正常速度达到第二个目标，接着，加速走完全部的距离，再以慢速走完同等的路程。

如果你的目标速度是12分钟走1.5公里，那么就以该速度快步走6分钟，然后慢行2分钟，重复间隔练习30分钟。

第三周：热量的消耗

这里有两种燃烧热量的交替间隔步行方法（燃烧500卡路里的热量，需要持续75分钟），选择其中一种练习即可。

A.经过短暂的暖身之后，你可以以12分钟走1.5公里的速度走完4公里，然后再以正常的速度走10分钟，接下来再重复一次即可。

B.暖身后，用最快的速度(11~12分钟走1.5公里)步行1小时。

另外，在双脚着地的时候，应注意以下几点：

1.抬头：下颌应始终与地面保持平行。你可以这样想象，有一根绳子绑着你，迫使你从头顶到整个脊椎呈一条直线。

2.收腹：收紧腹部肌肉，挺直脊背，这种方式将逐渐帮助你改善胸部的状况。

3.摆动手臂：弯曲肘部呈90度，并让你的手在腰部和臀部之间的高度范围内，呈弧线摆动，不要太高，收回手臂时，上臂应与地面尽量保持水平，而且，手臂摆动应与双足呈相反的方向。

4.步伐：夸张的跨步并不会使你走得更快，反而会引起小腿和臀部的肌肉酸痛，有时还会导致不必要的反弹力，白白浪费体力。只有每分钟移动的步伐越多，才可能走得越来越快。反复交替大步和小步走，找到最快又不会有反弹力现象的步幅，才是你真正要的步伐。

5.足部：在锻炼时，每一步都是脚跟、脚掌、脚趾的运动过程，以脚跟着地，力量通过脚掌，然后以脚趾推离地面。

【自助健康小贴士】足部保养小常识

1.抬脚可帮助血液循环。

2.泡温盐水可以疏解疲劳，之后再以冷水洗净，拍干足部后以护肤乳按摩。

3.用冷水与热水交替冲脚，每次一分钟，最后 一次是冷水；但若有糖尿病或血液循环不良的情况，则温度不宜太低或太高。

4.用茶叶放入热水中泡脚，再进行前述的冷热交替法。

5.以婴儿油按摩脚部，可帮助除脚痛。

6.用毛巾包住冰块摩擦脚步及踝部数分钟，可减轻发炎状况，同时可予以温和的麻醉，然后再以酒精或醋拭脚 ，可收冷却及干燥之效。

7.经常运动足部及腿肌，可消除脚痛，并促进血液循环。甩甩脚、动动脚趾头、原地踏步、旋转双足等方式都是平时就可做的活动。

8.选用厚实且防震的鞋子，保护脚免受粗糙及硬柏油路的伤害。

9.穿著高跟鞋不宜过久，同时不要穿得太高。

10.若新鞋稍小，可在袜内塞满砂子，塞入鞋内，再以湿毛巾裹住鞋子，静置一天再自然风乾，可让鞋子延伸。若效果不佳，可重复此法。

了解个人阶段的所需活动量

无论什么运动都要适量,这样才能达到最佳的运动效果。只有选择一个最适合自己的活动量,才能明显改善身体的健康状况,使步行扎根于我们的日常生活中。我们可以利用靶心率来掌握步行的活动量和活动强度。这个方法很简单,不妨一试哦!

某天下午,我路过一条体育用品街,看见不足20平方米的小店里,摆满篮球、网球、羽毛球、滑板等体育用品和琳琅满目的慢跑鞋、旱冰鞋、活动服,还挤进了十几个人。老板忙得不亦乐乎,旁边还有着一碗没吃完的饭,店里一副热热闹闹的景象。

确实,现在喜欢健身的人越来越多,因为大家已经切实感受到健身对增强体质、预防心肌梗死、肥胖和骨质疏松等疾病的好处。可是,即便所有的人都知道参与健身的重要性,但参与活动的人大多数都达不到健身效果,这就是一个大问题了。

我们做过一项问卷调查,发现很多人的健身态度变了,但观念却有很大问题。有人说"把健身活动集中地放在双休日"。有人调侃说:"如果在公司里倒水、打印、上厕所的步行也算的话,还是走了不少路的。"难怪说"运动盲"多于"文盲",如果这样随便动一动就能达到健身的效果,恐怕每个人都不用去看医生了。国家体育总局运动医学研究所专家黄光民为大众指点了迷津:健身"失败"正是因为活动量安排得不合理。

锻炼是增强体质的最有效最根本的办法,每种运动的强度都是不一样的,像篮球或者跑步等项目的运动量一般比较大,运动时的冲击力也比较大，受时间、场地的限制比较多。所以，现在步行这种和缓的运动越来越被广大的锻炼者接受。

步行运动轻松和缓，可是如何掌握好运动量却经常困扰着想要锻炼的人们。因为，现在大多数人没有很长的空余时间用来行走，可是又怕行走的距离和时间太短，达不到锻炼健身的效果。对于普通的锻炼者来说，怎样的运动量既能不耽误太多的时间，又可以取得不错的锻炼效果呢？

医学专家根据运动生理学的研究成果向大众推荐：坚持每周行走5天，每次行走30分钟，就可以达到健身防病的效果。锻炼时，我们还可以利用靶心率来掌握步行的活动量和活动强度。

运动学上，一般用心率来衡量活动强度。你运动时心脏跳动最快时的心率称为最大心率，使我们获得最佳活动效果并保证安全的心率则称为靶心率。正常情况下，我们可以按年龄将靶心率估算出来，计算公式如下：

年轻人：(220 一年龄)×85%

中年人：(220 一年龄)×70%

老年人：(220 一年龄)×60%

根据上面的公式，我们可以看出，年轻人靶心率数值是160~170次/分钟，中年人119~130次/分钟，老年人的靶心率数值应该在102次/分钟以下。假如活动时的心率只达到80次/分钟左右，离靶心率太远，尽管走了1万步，锻炼效果也不会好，这时应该加点量。但如果心率超过170次/分钟，则对健康不利，这时就该考虑减量了。

适当的靶心率并不是单纯与年龄有关，靶心率的高低决定于每个人心脏功能的高低，也可以说是决定于每个人可能达到的吸氧量水平的高低。随着年龄增长，心脏功能会下降；经常运动的人，心脏功能高于不运动的人；健康状况，特别是心血管系统的慢性疾病，如冠心病、高血压、高血脂、糖尿病以及体重过大等,会使心脏功能明显下降。

不同年龄、健康状况、运动史人群靶心率参考值(次/分)

年龄/岁	健康并经常锻炼	健康但不锻炼	有慢性病史
20-	130-160	120-150	106-126
25-	127-156	117-146	103-123
30-	124-152	114-143	101-120
35-	120-144	111-139	98-117
40-	117-144	108-135	95-113
45-	105-131	96-114	93-110
50-	102-128	94-110	90-107
55-	99-124	91-107	87-104
60-	96-120	88-104	85-101
65-	93-118	85-101	82-97
70-	90-112	83-98	80-95
75-	87-109	80-94	77-91

靶心率相同的人，锻炼的实际运动强度还可能存在明显的差异,有人只能走,有人可以慢跑。要想知道确切的运动强度,需要通过专门的运动试验,制订个性化的运动处方。目前情况下,简单的办法是,开始用较小的强度进行锻炼,根据靶心率调整实际运动强度,这样就可以逐步确定自己应当用什么样的速度走或跑。特别要提出的是,有慢性病史的人群,由于病情不同,个体差异很大。表中的靶心率可供病情基本稳定,平时有一些活动基础的人参考。按照常规,有慢性病史的人群,需要在康复医师、专家的指导下,通过测试取得对自己既安全又有效的运动处方。

但是,想要达到最佳的运动效果,仅仅瞄准“靶心率”也是不够的。有的人走一走，停一停，这样也无法达到我们想要的活动强度。当你前 20 分钟步行时，身体消耗的只是肌肉中的糖原，只有在 20 分钟后，才会动用脂肪为身体提供能量。因此，若要达到消除脂肪肝、降血脂和减肥的目的，至少步行 50 分钟以上。一般需要健步走或大步走，加快步幅、步频、加大上臂的摆动，这样才能达到健身的目的。

当然，步行结束后，我们也可以对自己的活动强度进行检测，这就依赖于身体反应了。如果活动后精力充沛，睡眠改善，不易疲劳，心率正常，在活动后 10 分钟内恢复至安静时的心率数，则表示为适量。活动后感到精神不振，疲乏无力，心率增快，则活动量过大，需重新调整活动量；若活动后无任何感觉，心率无改变亦无微汗，说明活动量过小，亦需进行调整方案。

总的说来，只有选择一个最适合自己的活动量，才能明显改善身体的健康状况，使步行扎根于我们的日常生活中。

【自助健康小贴士】健身强度自我监测表

活动强度该如何自我监控？事实上，你完全可以从一些简单的谈话或汗水程度中测试出来，尽管没有心率法精确，但它们简单易行，适合不同年龄和不同体质的人。方法很简单，对照下表所列的运动强度级别及相应的身体感受反应程度，控制好运动强度，就能让自己远离运动伤害。

运动强度级别	身体感受反应程度	运动强度级别	身体感受反应程度
0	没任何感觉	6	呼吸明显加快
1	有极轻微感觉	7	呼吸较为剧烈
2	有轻微感觉	8	呼吸非常剧烈
3	有心率加快的感觉	9	接近体力顶点
4	有感觉，但身体能适应	10	达到体力极限
5	身体有累的感觉		

一般来说，身体健康者，在运动强度级别低于6时都是非常安全的。由于这种自我身体评估是在运动时产生的辛苦程度，所以肌肉酸、心跳快、呼吸喘，都是正常反应。但当不正常的疼痛出现时，应停止运动，一定要在查明疼痛原因并得到专业人士(如医生、教练)允许后，再重新开始运动。

一年有四季，走法大不同

因为一年四季有不同的气候特点——春温、夏暑、秋燥、冬寒，我们应根据气候变化调整生活起居和进行健身走锻炼的方式。春天步行时不能轻易脱衣；夏天步行时要及时补充水份；秋天步行前可吃一些补液生津的食物；冬天步行更以毅力来坚持。

健身走锻炼虽然不像游泳、滑雪等运动受到季节的严格限制，但是由于四季气候的不同特点——春温、夏暑、秋燥、冬寒，应根据气候变化调整生活起居和进行健身走锻炼的方式，这对预防疾病，保证健身运动质量，都是非常重要的。

春季步行特点与健身走注意事项

“一年之计在于春。”春天，天气回暖，万物复苏，是走出家门，锻炼身体的好时光。但是，虽然天气转暖，也容易“乍暖还寒”，气温会骤冷骤热，云雨少、多风、干燥，而且昼夜温差较大。所以春季行走时应该根据气温的变化随时调整服装，保持身体正常的温度。同时春季也是流感、病毒性肝炎等传染性疾病及气管炎、心血管疾病的高发期，因此，春季养生和步行锻炼也应讲究科学。锻炼时尽量选择人少、空气流通的地方。出门行走时应注意以下几点：

早晚避开气温较低的时段。

健身走中，身体发热出汗后，不要轻易脱衣，以防邪风进身，受寒致病。

每次出行应及时补水，缓解环境干燥带来的不利影响。

行走中遇到大风突起，不要在高层建筑林立的楼群或有玻璃幕墙的建筑旁停留，应警惕来自空中异物如吹落的物体、玻璃等的伤害。

夏季步行特点与健身走注意事项

夏季是一年中温度最高的季节，高温伴随着高湿，有时整个城市会变得像一个热气腾腾的大澡堂，酷暑难耐。夏天的光照强烈，持续时间长，天气变化快，经常会出现“东边日出西边雨”的奇怪现象。高温酷热会损害人的精神、免疫力和疾病抵抗力，导致心脏病和高血压的发病人数不断增加，还可导致心脏、呼吸系统疾病，直接影响人们的心理和情绪，容易使人疲劳、烦躁和发怒。因此，夏季防晒、防中暑是步行锻炼应该特别注意的事情。

夏季午后是一天中气温最高时，健身走应该避免此时段，选择早晨或傍晚为宜。为了发散出体内的热量，夏季锻炼时容易大量出汗，这时需要及时补充身体水分，防止发生虚脱。盛夏天气闷热，气温和空气的湿度都较高，体内的汗液不容易排出，容易引发呼吸困难、心烦等症状。所以，在闷热的天气里最好减少运动量。而且行走过程中不宜贪凉饮冷，防止引起体内功能紊乱，诱发或加重疾病。

秋季步行特点与健身走注意事项

秋季天高气爽，云淡风轻，适宜锻炼。而且秋天野外的景色也很怡人。秋季坚持步行健身可以调心养肺、提高内脏器官的功能,有利于加强身体各器官的免疫功能和对外界寒冷刺激的抵御能力,让身体逐渐低温,以便顺利度过严冬。

步行锻炼可以选择去郊外看一看庄稼成熟的田地或者到山上看一看色彩缤纷的树木。但在野外或山上,应注意穿长衣长裤,谨防蚊虫叮咬。秋季气温多变,要准备好衣物,热了可以脱下一件,冷了可以都穿上。

秋季气候干燥,人体肝气偏旺、肾气偏衰,易出现咽喉干燥、口舌乏津、嘴唇干裂、鼻出血、便秘等症,锻炼前后应多吃些滋阴、润肺、补液生津的食物,如梨、芝麻、蜂蜜、银耳等。步行时运动量不宜太大,防止运动过度,出汗过多,阳气耗损。运动后要及时补水,以保持上呼吸道黏膜的正常分泌,防止咽喉肿痛。

冬季步行特点与健身走注意事项

冬季寒冷容易使人发懒,若无意志便很容易找借口不运动。“用则进,废则退。”用进废退是大自然的普遍法则,谁违反谁便受罚。

“三九、四九,关门缩手”。人们在冬季多闭户不出,关在室内,动得少,精神也萎靡,食欲也增加,结果会长出一身肥肉,而活力却大为降低,因此冬季进行健身运动是对意志的考验。但坚持冬练,绝对好处多多。可增强中枢体温调节功能,使身体与气候环境之间取得平衡,以适应寒冷的刺激,有效地改善机体抗寒能力;造血功能也可得到良性刺激,增强造血功能和抗病能力。故坚持冬练者,很少患贫血、感冒、扁桃体炎、气管炎和肺炎等疾病。

冬季天气寒冷,最重要的事情就是最好防寒、保暖。锻炼时应该穿一些透气性、保暖性好的服装;在户外锻炼时注意戴好帽子、围巾和手套,防止耳朵、手等部位发生冻疮。运动前一定要做好准备活动,充分拉伸肌肉和关节，直到身体发热为止。大雪过后，路面湿滑，有发生滑倒、骨折等危险，老年人不宜外出锻炼。

当心“冬练三九”的误区

不可不动，适量运动。老祖宗告诉我们，“春生、夏长、秋收、冬藏”，这说的就是一种养生的道理。但冬藏并不是要求我们到了冬天都得像龟蛇般俯伏不动，也应当适当运动一下。

冬天进行锻炼时，认为出大力、流大汗就是强身健体，也是错误的。对于很多体质虚弱的人来说，与其清晨到风口锻炼，还不如等太阳出来后和几个朋友安安静静晒太阳，这样反而更有利于养生。

在天寒地冻的冬天，“闻鸡起舞”并不合适，尤其对中老年人来说，非常容易引起头昏目眩的感觉，甚至突发脑溢血。因此，冬季锻炼应讲究科学规律，建议在上午10时以后或下午4~6点进行锻炼，才能避免可能发生的危险。

【自助健康小贴士】冬季进补四大忌

一忌盲目进食狗肉。

一些体质虚弱和患有关节炎等病的人，在严冬季节，多吃些狗肉是有好处的。但不宜盲目食狗肉，以免食用狂犬肉，染上狂犬病。吃狗肉后不要喝茶，这是因为茶叶中的鞣酸与狗肉中的蛋白质结合，会生成一种物质。这种物质具有一定的收敛作用，可使肠蠕动减弱，大便里的水分减少，大便中的有毒物质和致癌物质，就会因在肠内停留时间过长而极易被人体吸收。

二忌虚实不分。

中医的治疗原则是“虚者补之”。虚则补，不虚则正常饮食就可以了。同时应当分清补品的性能和适用范围，是否适合自己。专家认为，进补主要作用是“补虚益损”，而虚又分气虚、血虚、阴虚和阳虚四种，各有不同的补法。

1.气虚症。常见症候有精神倦怠、语声低微、易出虚汗、舌淡苔白、脉虚无力等。气虚当益气，此症可选用人参蜂王浆、补中益气丸、西洋参、黄芪、党参、山药等。

2.血虚症。常见症候有面色萎黄、唇甲苍白、头晕心悸、健忘失眠、手足发麻、舌质淡、脉细无力等。血虚当补血，此症可选用补血露、十全大补丸、归脾丸、当归、阿胶、龙眼肉等。

3.阴虚症。常见症候潮热盗汗、五心灼热、口燥咽干、干咳少痰、眼目干涩、舌红少苔等。阴虚当滋阴，此症可选用大补阴丸、参杞蜂王浆、六味地黄丸、银耳、鳖甲、麦冬、沙参、黑芝麻等药物。

4.阳虚症。常见症候有面色皑白、四肢不温、阳痿早泄、纳少便溏、舌淡嫩、脉微细等。阳虚当壮阳，此症常可选用金匮肾气丸、鹿茸口服液、龟龄膏、鹿茸、紫河车、蛤蚧、冬虫夏草、杜仲等药物。

三忌慕名进补。

鸡汤不是所有的人都能喝的，鸡汤(包括炖鸡汤和下药材熬的鸡汤)所含的营养物质是从鸡油、鸡皮、鸡肉和鸡骨溶解出的少量水溶性小分子，而汤里的鸡油大都属于饱和脂肪酸，因此胆道疾病患者、胃酸过多者、肾功能不全者就不宜喝鸡汤。

四忌无病进补。

无病进补，既增加开支，又会伤害身体，如服用鱼肝油过量可引起中毒，长期服用葡萄糖会引起发胖。另外，补药也不能多多益善，任何补药服用过量都有害。

依照自己的步行消耗，准备适宜食物补充

现在，一进超市我们就会被眼前琳琅满目的商品弄花眼。的确，生活水平的提高，可选择食品的种类也大大丰富，各种零食、点心、营养品有时简直让人无从选择。步行锻炼的人，可以按照自己的消耗，适当进行食物补充，让步行更健康。

随着生活水平的日益提高，人们的生活也更舒适、体力支出变低。人们的身体愈来愈“懒”，嘴却愈来愈“馋”，摄入的热量消耗不掉，就会产生“热量蓄积”现象，带给人们的则是肥胖及高血压、高血脂、冠心病、动脉硬化等一系列慢性疾病。因此，我们呼吁：必须改变人们的饮食观。

注意营养没错，但要更注意吃进的热量与所消耗的热量是否平衡，千万不要把“热量蓄积，看得无所谓。与其有意识地减少高热量食品的摄人量，以获得控制“热量蓄积，的效果，还不如用主动的消耗方式如步行锻炼等方式来消耗多摄入的热量，因为主动消耗是在创造吸收，此时才可谈到营养吸收及利用的意义。

从事步行健身的人主要可以从以下两个方面来安排营养品的补充：

运动人群平时营养素的补充

有关专家建议，从事有氧运动的人（走、跑、爬山、骑车等）的饮食要以碳水化合物为主，而一些以力量为主的运动（举重、健美等）可适度地补充蛋白质。

碳水化合物。它是运动时所需热能的主要来源，产热迅速，消耗体内氧气最少，有利于短时间大强度的运动。运动后补充碳水化合物是身体能

量补充的关键，是消除疲劳的首选内容，可选用大米、面粉、土豆、山药等。

蛋白质。这是制造细胞、肌肉的重要材料，能增强高级神经系统的活动能力，提高运动者的反应性、敏捷性。蛋类、乳类、鱼类、鸡肉、鸭肉等都含有丰富的蛋白质，可适量食用，与主食的比例是7:1，即7份主食，1份肉。

脂肪。主要供给机体能量，但不宜过多食用。补充能量的时间，以参加步行锻炼前2小时为宜。步行健身前饮食不宜过饱，饮后不宜立即运动，以免引起胃部不适。

维生素。维生素C有助于提高机体的工作能力，增强耐力，多吃绿叶蔬菜、水果等，可有效增加维生素C；维生素B1多存在于谷类、豆类、蘑菇及动物性食品中，有利于肌肉的活动，减轻步行运动者的疲劳感；维生素E广泛存在于自然界的植物中和植物油中，如芝麻、花生，可增强人体运动功能和神经系统的耐力。

你还可以选择能量补给专用产品。目前，国内用于运动中能量补给的产品有两种，即液体形式的“健身饮”和固体形式的“能量棒”。“健身饮”以低聚糖为主，配以葡萄糖、蔗糖、果糖，能有效满足健身、健美人群能量供应的需求。“能量棒”不同于巧克力，巧克力每100克中含有30~32克脂肪。能量棒则在保证能量摄入（碳水化合物>40克）的前提下限制了脂肪的摄入量（<15克）。同时，还强化了浓缩乳清蛋白、大豆分离

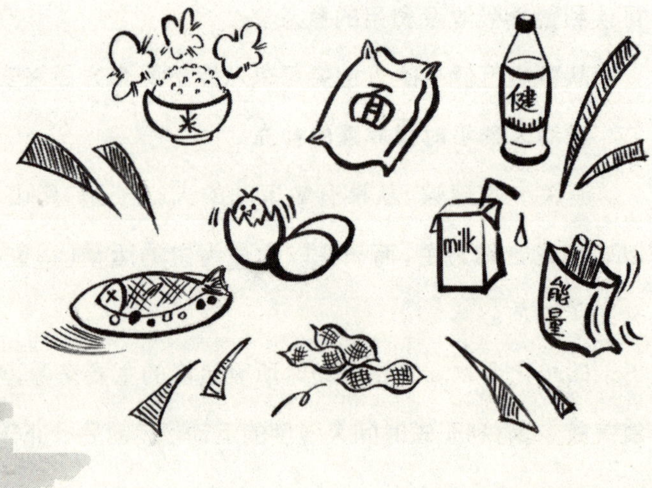

蛋白、维生素和微量元素。体积小、方便携带。在全面提供营养素的前提下，不增加胃肠道的负担。

运动后促能量恢复营养品的及时补充

从事健身运动的人需要运动后尽快恢复，并以充沛的精力投入自己的本职工作，这样才能够真正达到健身的目的。为此，促恢复营养品的及时补充就非常重要了。如今，各种品牌的运动营养品充斥着市场，你究竟该怎样选择适合你的经济条件和所需要的运动营养品呢？

首先，你必须根据自己的步行运动量和所需达到的目的来准确选择"缺什么，补什么"，切不可盲目补充。其次，一定要根据所需的剂量，按时服用。再次，要注意不同的营养品，必须严格按照服用的时间和规定剂量服用，不能同时服用，以免引起相反的作用或导致严重后果。

步行健身者在选择促能量恢复性营养品时，一定要选择品牌，了解这种营养品是否能达到你所需要的目的。同时，要看清服用说明和其他有关注意事项，或者请运动健身专家给出指导性建议，切勿滥服，以免得不偿失或反而影响健康。总体上来说，促能量恢复性运动营养品只能作为一种补充和平衡日常食谱中营养素所不足的部分，步行锻炼者和其他运动员还必须以从日常食物中来摄取各种营养素为主（包括主要营养素和微量营养素等），不能以运动营养品来代替食物的营养。

运动平衡饮料是功能饮料的主要部分，运动饮料是专门为运动人群所设计的，适合体力消耗后的各类人群。人在运动时，会大量地出汗，随着汗水的流失，身体里的水分和盐分也会大量地流失，而运动型饮料的成分与人体的体液相似，含有大量蛋白质、多肽和氨基酸、钾、钠、钙等电解质，饮用后能迅速被身体吸收。如果在体力消耗之后饮用这种饮料，解口渴更解体渴，能迅速恢复体力和活力，使身体达到一个平衡的状态。

饮用运动饮料的最佳时间有：运动后的恢复期、运动前没有补充食物时、运动时间超过30分钟的运动中使用。但是，我们需要提醒你也别随意选用运动饮料，如果体力没有消耗的情况下饮用，饮料中的钠会增加机体负担，从而导致心脏负荷加大，血压升高，高血压和心脏病的人群尤其应该注意。

科学合理的饮食，可以使我们的步行更快，更明显地取得健身效果。如果饮食营养搭配不合理，不仅会影响锻炼的效果，有时甚至会对身体健康产生负面影响。

在进行步行健身锻炼期间，应该注意下面几点饮食营养上的安排：

1.保证营养均衡合理是饮食安排最重要的原则

人体所需的营养种类很多，最主要的是蛋白质、脂肪、糖类、维生素、矿物质和水等六大要素。运动需要能量，根据科学家长期对众多步行健身锻炼者的观察和研究，提出了“50:20:30”的能量来源比例分配的原则。这3个数字的意思是如果人们能够保证每天摄入的能量中，50%来源于糖类，20%来源于蛋白质，30%来源于脂肪，那么就达到了最好的饮食搭配。

在行走锻炼开始的20分钟内，能量主要都是靠糖类分解产生的，而且糖类的分解要比脂肪容易得多。所以每天摄取足量的糖类是必需的。在以前人们都认为运动者体能消耗大，蛋白质是首要所需的营养物质。随着研究发展，人们发现蛋白质并不是提供能量的最主要的来源。

在我们日常食用的谷物、蔬菜中都含有大量的糖类，蛋白质含量较高的食物有肉类、蛋类、大豆及其制品，脂肪则是在肉类、油类食物中含量最大。所以，这些物质的获得并不需要我们额外的补充，只要吃普通的饭菜就可以保证足够热量的供应。

2.三餐规律进食，热量配合比例适当

一日三餐是大多数人的习惯，它符合人体生理科学。规律性饮食能保证机体血糖维持在正常的水平，饥一顿饱一顿的不规律饮食会伤害人体的健康。因为，过于饥饿会导致人体血糖偏低，出现四肢无力、头晕等症状，影响正常的工作和生活；过饱则会增加肠胃的消化负担。因为行走健身目的的不同，三餐热量的配合比例也是不同的。如想减肥的，早、中、晚三餐的热量分配比例是25:50:25；想要强健身体的，三餐热量摄取分配比例则为25:30:45。

3.养成良好的进餐习惯

吃饭时要细嚼慢咽，切不可狼吞虎咽，那样的话食物体积较大，不仅容易卡在食管中，还会使胃的消化负担加重。吃完一顿饭的时间最好控制在20分钟左右，既可以避免因咀嚼不充分食物体积过大，增加消化负担，也可以避免吃饭时间过长，吃得过多。

此外还要注意，应该少吃油炸类食品，少吃巧克力等含糖多的食品，少吃含盐多的食品，这些食品食用过多，会大大增加患上高脂血症、高血压等疾病的概率。

【自助健康小贴士】健康食物总动员

鱼

促进智力发育的首选食物之一。在鱼头中含有十分丰富的卵磷脂，是人脑中神经递质的重要来源，可增强人的记忆、思维和分析能力，并能控制脑细胞的退化，延缓衰老。鱼肉还是优质蛋白质和钙质的极佳来源，特别是含有大量的不饱和脂肪酸，对大脑和眼睛的正常发育尤为重要。

核桃

因其富含不饱和脂肪酸，被公认为是中国传统的健脑益智食品，希望孩子们一定食用。每日 2~3 个核桃为宜，持之以恒，方可起到营养大脑、增强记忆、消除脑疲劳等作用。但不能过食，过食会出现大便干燥、鼻出血等情况。

南瓜

β-胡萝卜素的极佳来源，南瓜中的维生素 A 含量胜过绿色蔬菜，而且富含维生素 C、锌、钾和纤维素。中医认为：南瓜性味甘平，有清心醒脑的功能，可治疗头晕、心烦、口渴等阴虚火旺病症。因此，神经衰弱、记忆力减退的人，将南瓜做菜食用，每日 1 次，疗程不限，有较好的治疗效果。

葵花子

丰富的铁、锌、钾、镁等微量元素以及维生素 E，使葵花子有一定的补脑健脑作用。实践证明：喜食葵花子的人，不仅皮肤红润、细嫩，而且大脑思维敏捷、记忆力强、言谈有条不紊。

香蕉

营养丰富、热量低，含有称为“智慧之盐”的磷。香蕉又是色氨酸和维生素 B6 的超级来源，香蕉还含有丰富的矿物质，特别是钾离子的含量较高，一根中等大小的香蕉就含有 451 毫克的钾，常吃有健脑的作用。

海带

含有丰富的亚油酸、卵磷脂等营养成分，有健脑的功能，海带等海藻类食物中的磺类物质，是大脑中不可缺少的。

芝麻

将芝麻捣烂，加入少量白糖冲开水喝，或买芝麻糊、芝麻饼干、芝麻饴等制品，早晚各吃 1 次，7 日为一疗程，5~6 个疗程后，可收到较好的健脑效果。

步行贵在坚持，有计划更要常实践

城市居民和农村居民，谁的身体更健康呢？尽管城市居民在养生保健上投入了很多财力，买保养品，办健身卡，但实际上他们真正的行动却不多，属于“雷声大雨点小”而农村居民却因为从事农业劳动，身体健康状况远远好于城市居民。城市居民要增强自己的体质就要坚持锻炼，多多实践。

你喜欢步行吗？如果回答是“我想步行，但没有时间”的话，你有必要问自己以下的问题了——

“我真的发自内心地喜欢步行吗？”

在尘沙弥漫的环境或者是充斥着煤烟的地方，当然不会有想步行的想法，但比起这些客观原因，主观上的习惯于追求快节奏和舒适感的现代人，感觉步行本身就是一种不便和负担。没有车才步行，没有合适的停车位才步行，没有办法才步行，仿佛“能否少走？能否不走”已经成了衡量现代人是否文明的一个标准。

汽车和电梯代替了我们的双腿，电脑代替了我们的双手和大脑。只要坐在电脑前就能完成工作，看似便捷的生活却让我们的身体在不知不觉中变得糟糕。这和年龄没有关系，是由于步行越来越少，双腿和膝盖逐渐退化，体内内脏器官的功能也会随着变得衰弱引起的。在过去，五六十岁的人才会患的高血压、糖尿病等成人病，如今竟然也能在青少年和儿童身上发现。

根据对韩国民众每天步行数量进行的平均统计来看，在大众交通工具还不发达的过去，平均每人每天步行30000步，而现在平均每人每天步行还不到5000步。活泼的孩子每天步行26000步，长时间坐在办公室里工作的人及学生每天步行500步，专职家庭主妇每天步行3000步，搭乘公共汽车上下班的上班族每天步行5000步，开私家车上下班的上班族每天步行3600步。可见现在，城市中的人们步行数量都是远远不够的。这带来的后果是什么呢？

有个老同学曾问我，是农村人身体好还是城市人身体好，我下意识地回答，当然是农村人身体好。很多城市人因此而困惑，我们在保健和养生上投入了大量的金钱和时间，为什么农村人看起来身体好一些呢？其实，我们忽视了一条最基本的道理：你的锻炼时间没有达标。你今天的生活习惯将决定着你10年后的健康状况。现在不少城市居民出入必乘车，每天花在步行上的时间丁点可数，而农村居民没有大鱼大肉，交通便利程度差距甚远，因而，农民身体健康状况也远远好于城市居民。

步行能让人健康，这是毋庸置疑的，但想让步行成为能根治百病的“良药”，正确的走姿和愉快的心情则是前提。步行对健康固然有利，但对于不喜欢步行的人来说还是无济于事。

实验证明，勉强做步行运动不但不会产生运动的健身效果，反而会产生运动后的疲劳感。但如果是心情愉悦地步行，大脑中就会分泌一种叫做内啡肽的荷尔蒙，能让心情变得舒畅，还可以预防因压力而产生的各种精神疾患。

那么，开始步行是否就能解决一切呢？这个问题我们也无法保证。因为，对于多数人来说，步行都不是主动完成的，而是被动为之。

大学生李旭峰算是爱好运动的，喜欢踢足球、打篮球，他给自己安排了固定的运动时间，但却从来没有把步行当作运动。为了节省在路上花费的时间，他干脆跟同学借了自行车去上下课。

在一家律师事务所工作的秦军，每天的生活都在“两点一线”中进行。上下班都乘坐公交车，于是从家里到车站往返20分钟路程则成为了秦军一天步行的最长距离，其他大部分时间都粘在椅子上，并没有刻意地步行运动。

可见，在我们生活中，很多人都没有步行习惯，更不清楚步行的锻炼效果。很多人平时工作繁忙，没有时间活动身体。听别人说步行好，突然兴致来了也决定走路上班，但走得并不“顺利”。如果天朗气清的好天气还行，假如遇上下雨、风沙等天气不好时，干脆直接钻进出租车里；或者走着走着来了通电话，又赶紧忙别的事去了。实际上，随性的步行并不能对健康产生良好的影响，步行反而需要你刻意为之。

上海某社区有位陈大叔，今年53岁，喜欢早晨锻炼。他每天和老伴从家里走到公园散步，一路步行再加上散步的时间大约有两个小时。当周围的老年朋友夸他“身子骨硬朗”时，他笑着说，多亏了老伴每天提醒，才能坚持下来，不知不觉就养成一种习惯了。

中科院朱XX院士已68岁高龄，但仍精神矍铄。他平均每天要工作10小时以上，中午也很少睡午觉，平时没有专门的时间锻炼，出于健康的考虑，他选择了走路的健身方式。每天清晨，朱院士别着计步器，到户外步行约7000步，然后洗澡、吃早餐，再开始一天的工作，多年来已成习惯。

其实，让步行成为一种习惯你不必故意费什么心。当上下班时，我们可以对自己小气些，如果想坐车，就鼓励自己，还有几站就到了，何必再花一元钱呢？或者向朱院士学习，买个计步器带着，督促自己坚持行走，也不失为一种好方法。“习惯成自然”这句老话很有意思。当我们习惯了走路，就会发现，身体变得强壮多了，睡觉比以前好了，吃饭比以前香了，再回到电脑前，脖子也不疼了，腰也不酸了，手也不麻了。这就是步行带给你的礼物——健康成“自然”了。

【自助健康小贴士】步行运动需要“三、五、七”

“三”——每次步行3000米，30分钟以上，一次走完最好。最新研究也表明，你也可以将3000米分为2~3次走完，效果基本相同。

“五”——每周步行5次左右。倘若你能坚持每天步行，那就是最好的有规律的健身运动了。

“七”——指步行达到中等强度即可。中等强度的步行是指行走时心率加年龄等于170次/分。如某人50岁，步行时心跳要达到120次/分，某人70岁，步行时心跳达到100次/分即可。

第四章

尝试多种步行法，让走路变得更有乐趣

其实，步行绝不是一件无聊的事。如果感觉步行枯燥，那是你没有充分开动脑筋，发现各种有趣的步行方式。你可以登高爬山，一览众山小；可以约上三五好友，去 Shopping Mall 边逛边买，放松身心；可以远足郊区，投身大自然的清新怀抱；可以尝试倒走，别样的反向步行能更好锻炼你的肌肉和平衡性；可以漫步细雨中，让雨水拂面，静静体会雨中的别样风情；也可以参加步行小组，互帮互助，相互督促，取得更好的锻炼效果。

散步，随时随地都可进行的常规走法

单纯的行走形式过于单调，时间长了，容易产生厌倦感。散步不是单纯的毫无目的的闲逛、单纯的行走。散步的形式非常灵活，可以不拘一格地在行走中加入其他的内容。这些内容是多种多样的，可以是闲庭信步，看花开花落，望云卷云舒；也可以在原野中漫步，看看无限好的夕阳；也可以走亲访友，或者和朋友们一起游山玩水。严格地说，散步也应算做慢走的一种形式，不过更侧重精神与身体的放松。

散步的关键就是“散”。什么是“散”呢？一方面指放松身体；另一方面是指散心，放松精神，开阔心胸。因此，散步的速度一定要慢，只有和缓才能体现出悠闲、淡然、自在的特点。散步的速度保持在每分钟 30~60 步之间，还可以再慢一点，尤其是心脏或者关节存在问题的锻炼者。

放松的心情，也一定要体现在散步行走的姿势和动作上。正确的散步动作是：身体自然直立，两臂自然垂于体侧，挺胸，抬头，收腹，使颈椎、脊柱、下肢在一条直线上，眼睛直视前方，两肩放松，然后与迈步动作相协调配合，手臂分别自然向前后摆动，两腿不断交替屈膝向前迈步前进。脚落地时，脚后跟先接触地面，然后迅速过渡到脚尖和脚掌部位。

散步健身最适合人群：以脑力劳动为主的朋友、中老年朋友、患有慢性病的朋友。早在《黄帝内经》中，老祖宗就告诉我们：“夜卧早起，广步于庭”，这里的“广步”就是散步的意思，提倡人们早晨起床后应到庭院里走一走。唐代大医家孙思邈也说：“行三里二里，及三百二百步为佳，令人能饮食无百病”。可见，散步健身的方法在我国有着悠久的历史。

人人都会散步，可大多数人并不重视散步，更没有将其当成一种有益的健身方式了。事实上，散步是最佳的健身方式之一，特别对年龄较大的脑力劳动者来说帮助更大。

有人对300名中年人进行心电图检查对照，发现有散步习惯的人心电图“缺血性异常”的发生率为从不散步人的1/3。其原因在于，当人闲适、从容地行走时，为适应运动的需要，心肌加强收缩，血输出量增加，血流加快，对心脏起到了间接按摩作用，从而达到防治心功能减弱的作用。

运动医学博士赖维告诉我们：“轻快地散步20分钟，就可将脉搏的速率提高70%，效果正好与慢跑相同”，而美国心脏病专家柏杜西也说：“相信我的话吧，轻快地散步比慢跑有益处，而且是不论属于哪一阶层的都能做得到。”可是，我们又该如何在有限的散步时间里，发掘出它最大的健身效果呢？

1.选好散步的时间

《老老恒言》里说：“饭后食物停胃，必缓行数百步，散其气以输于脾，则磨胃而易腐化。”这说明，如果饭后进行散步，便能达到健脾消食，延年益寿的效果。同时，我们也推荐你在清晨进行散步，此时空气清新，四周宁静，非常有利于你吸收大自然的精华化为先天真气。

2.掌握散步的定量原则

我们所说的定量原则其实很简单，换句话来说，就是不能今天走300米，明天走1000米，后天走2000米，没有规律的走路，当然不能让锻炼发生最大的效能了。因此，我们最好确定一个运动量，如先是每天走2000米，再逐渐增加到每天走3000米，或每天走30分钟至1小时，这样以固定的距离或时间来行走，将给身体带来准确的锻炼刺激，散步才会产生效果。

3.确定一个合适的运动强度

散步的运动量要按照各人不同的体质、体力和体能等方面因素加以妥善安排，不要操之过急，应循序渐进并持之以恒。

徒步爬山，在山间放纵脚步

登山好处多多，既可以增强体质，也能提高肌肉的耐受力和神经系统的灵敏性，还有助于防病治病；而且，山林地带空气清新，大气中的飘尘和污染物比平地少，阴离子含量高，置身在这样的环境中显然有利于健康；还可以培养人的意志，陶冶人的情操。

家住北京香山附近的赵先生，人称‘‘三尺三”，因为原来他太胖了，腰围已经3尺3了。于是，在家人的督促下，他开始了爬山锻炼。刚开始爬山时，孙先生觉得很累，爬几步就喘得厉害，可坚持半年后，不光腰围减到了2尺7，而且一身赘肉没了，人也觉得精神许多。

刘大爷也有3年的爬山史，每天清晨5点，他都和老伴起来奔向景山。每次爬完山之后，就觉得跟换了肺一样，神清气爽。而且，身体好时，刘大爷还会爬得更高一些，他形容现在的日子就像着了魔一样，一天不爬就浑身难受。

无疑，减肥、增强心肺功能就是爬山的两大好处。现代生活中，很多人生活在区域固定、充满噪声、有压抑感的环境之中，时间久了便会感到压抑、烦躁、寂寞，不利于健康。因此，我们建议你抛开日常生活中的所有压力与寂寞，去旅游，去爬山，回归大自然，能让你的身心感到格外轻松愉悦。

中国人自古就有登高的习俗。在阳光明媚、万物萌芽的春季，登山可以感受到生命的欣欣向荣。在天高气爽、层林尽染的秋季，登山身心收益非平时可比，既能锻炼身体，增强体质，到高山之巅，举目远眺，还可以感受到天地的寂远辽阔，令人精神振奋，心情舒畅。而且秋天容易让人产生悲秋心理，从中医上讲是肝气不舒畅所致，并且秋季北方燥气当令，容易伤肺。和家人、朋友出去游玩，本身是一个愉悦身心的过程，可以对抗悲秋的抑郁心情。时至今日，登山依然受到人们的喜爱。久居钢筋水泥森林中的人，离开繁华都市的拥挤喧闹，全身心地投入到大自然的怀抱，在锻炼身体的同时，身心也得到了放松。因此，登山运动受到越来越多人的喜爱，是现代休闲旅游健身的时尚选择之一。从锻炼的角度来说，登山同爬楼梯一样，也是一种特殊的步行健身方式。

1.登山运动可以全面增强身体素质

首先，登山是一项需要全身肌肉参加的运动。登山者在攀登的过程中会遇到多种多样的情况，需要调动大脑、手、脚等全身各个部位进行配

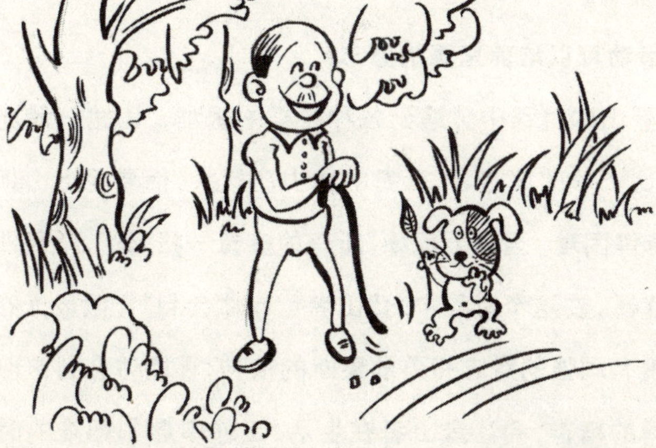

合。因此,登山能够有效地增强肌肉、韧带的力量,尤其是腿部肌肉力量,并能提高关节的灵活性,增强大脑的反应协调能力。

其次,由于空气越高越稀薄,长期登山训练可以提高呼吸系统的功能,增强器官对缺氧状态的忍受能力。现代国际上流行的"高原训练法"就是这方面的证明。1968 年第 19 届墨西哥城奥运会后,高原训练法引起世界体育界的重视,因为墨西哥城海拔高度为 2240 米。一些国家在中度高原(1500 米—2400 米)建立了高原训练基地,并把高原训练作为大赛前的重要训练手段,取得了显著的训练效果。中度高原空气密度只有海拔平面的 77%.氧含量只有平原地区的 3/4 左右,氧分压大于平原地区的 20—25%,当运动员在这样的环境下进行训练时,由于"调节适应期"产生应激,呼吸频率和心率加快、溶解在血管里的部分氧气受低气压的影响不易被身体吸收、使血管体积增大、血管扩张,血管壁增厚,血管变粗,通过的血量增多,从而更好地锻炼了运动员的心血管系统。

再者,在上下山的过程中,人体的动作幅度比较大,会震动体内的肠、胃、肝、脾、胰等器官,刺激肠胃蠕动,消化液分泌增多,从而有效地提高消化能力。最后,登山运动还可以缓解精神紧张,有效地治疗神经衰弱等神经系统疾病。

2.登山运动可以培养坚强的意志

人们在登山的过程中会遇到各种各样的困难, 山路一般比较崎岖,倾斜度也要比一般的坡路大,耗费的体力比较大,而要登上山顶,就要克服道路、疲惫等困难。当登上顶峰,所有的疲惫一扫而空,举目四望,视野开阔,心情舒畅。在这个过程中,登山者可以体会到"无限风光在险峰"的含义。如果没有顽强的意志和勇敢果断的精神,哪能体会到这份乐趣?这种坚强、拼搏的精神,会让登山者在生活、工作中遇到困难的时候,也能够勇敢面对，积极寻求解决的办法。

登山运动虽然十分有益于身心健康，但是登山运动的难度较高，为了防止意外伤害的发生，登山者需要注意以下几个问题：

1.穿着合适的服装

山路都是崎岖不平的，坡度较为陡峭，路上还经常有碎石、苔藓、荆棘等。因此，登山时应该穿着比较宽松、柔软、吸汗性强的服装。衣着的目的在于保暖、保护、舒适。原则上，登山衣着应富机动性与调节性。高山的气温低于平地的气温，每上升 1000 米气温降低 6℃。而且在山上所测得的气温并不等于人体所感受到的温度（体感温度），若有风，流动的空气能不断把热量由体表移走，此种“风寒效应”使体感温度在有风时较实际气温来得低。衣着应尽量保持乾燥，水的冷确力较空气高 23 倍，若再加上风，常会造成失温而发生意外。一切登山衣着都不宜过紧，否则会妨碍血液循环与空间的舒适，且失去一层空气对流的空间，会降低保暖度。登山服装的穿着遵循三原则：舒适（Comfort）、保暖（Warm）、保护（Lay）。

（1）里层：维持皮肤表层温度及舒适，须贴身才能充分发挥保暖的功用，且不会造成过度摩擦，选择时注意贴身应适合而勿过紧，可选择 PP 材质制品。

（2）中层：中间层服装主要提供保暖功能，选择中间层服装时应注意调节性与方便性，可选择羊毛、羽毛和 Pile 类制品。

（3）外层：外层服装提供隔绝冷、热，防风、防水的保护功能，应以方便活动，容易穿脱为原则。

登山时，脚部所承受运动压力最大，所以要穿一双柔软、合脚、舒适并且具有防滑效果的运动鞋。

2.掌握正确的登山方法

山路坡度较大，上山时，身体前倾，重心前移，步幅应该小一些，不要迈大步，防止踩空或者滑倒。在爬比较陡峭的山路时，抬高膝盖。必要的时候，可以手脚并用。下山时，受重力惯性的影响，人体有一种向下冲的感觉，这就需要身体重心后移，稳住步伐，控制好身体，不要让身体借力顺势随意奔跑，防止摔倒、脚踝扭伤等意外伤害的发生。下面是几个登山时的小诀窍：

做好健身运动

如果攀登的山比较高或者平时较少参加攀登运动，那么，在登山之前做一些热身运动是很必要的。即利用 10—20 分钟做一些肌肉伸展运动，尽量放松全身肌肉，这样攀登时会觉得轻松许多。

增加弹跳动作

向上攀登时，在每一步中都有意增添一些弹跳动作，不仅省力，还会使人显得精神，充满活力。

别总往高处看

登山时不要总往高处看，尤其是登山之初，因为你的双腿还没有习惯攀登动作，往上看往往使人产生一种疲惫感。一般说，向上攀登时，目光保留在自己前方三五米处最好。如果山路比较陡峭，则可作“Z”字形攀登，这样比较省力。

转移注意力

登山时千万不要总是想着山有多高，爬上去还需多少时间之类的事情。不慌不忙，走走停停才能体会到爬山的乐趣，不会错过美丽的风景。在疲惫时，可以多观赏一下周围的景色，也可唱唱歌，转移注意力，倦意会有所消减。

下山要放松

下山一定要控制住自己的脚步，切不可冲得太快，这样很容易受伤。同时，注意放松膝盖部位的肌肉，绷得太紧会对腿部关节产生较大的压力，使肌肉疲劳。

3.选择合适的运动量

每个人的体质都是不同的，登山运动的强度比较大，因而要选择合适的运动量，量力而行。人们通常所处的环境是一个大气压，气压随着高度的增加而降低，因此，越到高处，气压越低。也就是说，越到高处，空气越稀薄，氧气的含量也就相对减少。而登山运动，需要消耗大量的氧气和能量。越往上爬，身体越疲惫，还要面对空气中缺氧的情况。因此，登山的时候一定要掌握好运动量，尤其是体质较弱的中老年朋友，如果累了，不妨在路边休息一会儿，可以喝点水，放松一下双脚，借此机会，欣赏一下沿途的景色也不错。

4.注意温度的变化

海拔每增高 150 米，气温就会降低 1 摄氏度，也就是说越接近山顶，气温越低，而且山中的风比较凉，山顶的风比较大。所以，不论在中途休息还是在山顶赏景的时候，一定要注意保暖，预防感冒。

5.登山前应做身体检查

如果身体不适或者患有各种慢性疾病的锻炼者，尤其是患心脑血管方面疾病的患者，应该在决定从事登山锻炼之前做个身体检查，遵从医嘱。

6. 维生素“热补”。

爬山时由于能量与各种营养物质的消耗都比较大，维生素的供给不可缺少，特别应注意每天补充适量的维生素 A、维生素 B 及维生素 D。另外，食物应易于消化，少食含粗纤维和易产气的食物（韭菜、大豆等），多吃碱性食物,如蔬菜,水果,海带等,以利于体内酸碱的储备,提高运动能力。

逛街压马路,最为生活化的步行运动

大多数女性都是逛街狂人,女性购物是为了享受过程,经常是东瞧瞧西瞧瞧,一般都喜欢结伴而行,买东西时朋友之间互相提供参考意见。逛街不仅可以让女性心理上获得满足感,而且还具有锻炼身体的附加功效。

逛街健身最适合的人群:女性朋友,中老年朋友。

赵小姐是一家门户网站的编辑,她的工作性质要求她每天至少有10个小时在电脑前度过。有时,连她自己都笑着说:"咱这新办公室女性,每天都要累散架了。"

中国妇联最近组织的一次女性健康调查显示,像赵小姐这样的处在亚健康状态的中国职业女性还很多。一份调查报告显示,逾八成的城市职业女性认为压力很大,职业女性的健康状况堪忧。报告通式说,在北京100个中青年女性中,只有不到16个人定期参加体育锻炼。北京市体育局在论坛上发布《北京市妇女体育锻炼状况及体质调查研究》说,北京市成年女子经常性体育锻炼人口比例较低,尤其是40岁以下女子,经常性体育锻炼比例仅为15.9%。有数据表明,中国95%的女性出现早衰现象,80%的女性出现疲劳综合征。和其他年龄阶段女性相比,生活在嘈杂都市里的已婚职业女性是相对脆弱的阶层。她们体质差主要表现在两个方面:心肺功能较弱,脉搏频率达不到正常值;身体柔韧性较差。这样的后果之一就是导致虚胖，影响身体的灵敏度和协调性。其实，解决这一问题的运动方法就在广大女性朋友身边，并且能让女人们乐此不疲，那就是——逛街。

通常情况下，女人逛街至少得1~2个小时，多的甚至3~4个小时，而平时，我们健身走的运动时间也就在1个小时左右。逛街，便意味着不停地走动，既满足你的购物欲望，又在不知不觉中消耗体内大部分热量，增加了腿部力量，真是一举两得的选择。

如果你选择逛街作为一种运动方式的话，那么，建议你将步速控制在散步和快走之间，大约为1.5~2步/秒。如此算来，你逛街1个小时大约能走6000步，逛街2个小时则达到了10000步，不仅是“购物狂”，更是“走路狂”了！心动不如行动，我们赶紧来制订一个最实用的逛街计划吧。

选择时间

无论是从购物还是从健身的角度考虑，上午是你逛街的最佳时机。这个时间，商场刚刚开始营业，因此，你的步行不会被拥挤的人群占据，并且在挑选东西时，也可以更加从容。

设定路线

根据所买物品需要选择适合的区域，这个是没法改变的。但是，你可以在购物的基础上做适当的调整，并有意识地步行锻炼。例如，当你到达一个购物中心时，可以先沿着左侧走到底，再从中间穿行，然后沿着右侧走到底。这时候你将会发现，原来走的路程还是很长的。

制订计划

购物前，不妨给自己设置一个行走计划，如1个小时内经过多少家店面，购买购物清单上的哪几件东西，这样有目的地行走，就能督促你的速度，而且避免盲目逛街，损失荷包了。

善于休息

千万别在走得很累时，才想到舒服的椅子。当你走完10家店铺时，无论你是否买到东西，建议你停下来适当休息，这样你才有体力将接下的行走计划完成。

保持姿势

正确的走路姿势是健走的关键所在。你在逛街之初，也许还能保持抬头挺胸的姿势，可是，当你带着大包小包满载而归的时候，十分有可能低头、身体歪斜着走路。不过没关系，那些“战利品”便成了你保持平衡的最佳方式。你可以将物品左右平衡，均衡一下继续抬头挺胸地走。

郊游远足，走到大自然中呼吸身心

远足，作为一种运动，有它独特之处。远足并不需要特别技巧，也不用花时间去学习，只要有脚又能走路便行；远足不是一种需要很大运动量的活动，参加者可根据自己的能力去调节步伐，所以适合不同体能的人参加，远足还可以锻炼一个人的毅力和耐力，会增加人的信心；当然远足也可以有效地锻炼心肺功能和脚部肌肉。还不赶快参与进来吧！

远足活动最适合人群：工作压力大的朋友、热爱旅游的朋友。

日常生活中，我们每天都重复着相同的单调动作，活动着相同的肌肉，难免感觉到身心疲惫。一个身心疲惫的人，光靠休息是远远不够的。一场旅行或远足活动，不仅能使疲劳迅速消除，而且在野外走走的乐趣也能让身心得到充分休养，没有什么运动能像远足那样能把人们从刺耳的噪声、拥挤的交通和污浊的空气中解脱出来了。

远足，融登山、探险、露营、野餐、走路于一体，但对时间和费用方面的要求不高，非常容易让每一个人玩得尽兴和惬意。但是，即使是最热衷于走路的人，如果他们在远足之前没接受过任何远足锻炼，也会因远足给双脚、膝盖和身体其他部位带来的伤痛而丧失对它的乐趣。

我曾接过这样一个电话，是由一位每周末都参加 10 公里远足的朋友打来的。很显然，他的身体很健康。但他之所以给我打电话，是因为遭遇了一些小问题。原来，在远足的途中，他遇见了很多的山坡，他发现自己在翻越这些山坡的时候面临了很大的困难。于是，我建议他经常伸直双腿，用力把膝关节伸直来锻炼四头肌。当他照着我的话做了后，果然取得了很好的效果。如今，完成 10 公里的远足对他来说早已是小事一桩。

事实上，与普通走路相比，远足运用的肌肉群是完全不同的，因此，当你决定出发做远足时，最少要进行两周以上的练习，这样才能获得最佳的锻炼效果。方法如下：

为走下坡路做准备

你也许没有注意到，从山坡上向下走其实比向上走对体力的要求更高。科学家研究发现，当你下山时，你的脚每迈一步都要承受相当于体重 5 倍的压力。因此，在平时生活中，你应当找一些小山坡来练习走下山的过程，以提高腿部肌肉的适应力。

穿上专门的运动鞋

很多人在进行远足后都会感觉身体伤痛，其实这并不是由于你的背包太重引起的。事实上，通常都是因为你穿了过重的鞋子，对身体产生了压力，所以才会感觉背部疼痛。因此，你平时走路就应该穿上这种“远足靴"，以避免远足时鞋的重量给小腿带来的伤害。

远足练习从下蹲开始

当你进行远足时，翻越一块块巨石或爬上松散的碎石堆，下肢的力量其实起到了很大的作用。因此，我们必须在远足前对下肢力量进行训练，最好的方法就是练习下蹲。你可以先找到一个健身球，然后用后背把球靠在墙上，身体放松，想象着像坐下一样慢慢下蹲，一直蹲到大腿与地面平行，之后再慢慢站起来。反复练习 15~30 次。

也许你做完这两周的练习，将要开始远足了，在此之前，我们还需要提醒你一些远足活动的必要技巧，以帮助你远离运动伤害。

改变走路的姿势

正确的行走姿势应是身体自然前倾，手前后摆动，将步幅迈得小一些，以同节奏速度来走路。这样不仅可节省体力，还便于休息。同时，你的眼睛要看前方，不要看鞋子，手轻握，脚踏出后，膝部伸直。别将手插在口袋里，否则很容易跌倒受伤。

进退有度才休闲

在远足中要尽量选择较平坦的路面走。偶尔你也可以离开平坦的路面，去沟谷、丛林、村子、小道上走走，但不要走过于危险的路段，如悬崖绝壁，这样将会给你的生命造成威胁。只有进退有度，你才会走得更悠闲更有趣。

爱护你的双脚

行进中休息，要记得松开鞋带，将脚垫高一点，这样能促进双脚的血液循环。如果你有在野外露营的打算，有条件的话可以烧一些热水泡泡脚，可以消除疲劳。但是，你千万别随便将脚上的水泡挤破，一定得用消过毒的针将它挑开，放出积液，然后敷消炎药，这样才能避免感染。否则你的远足计划可能就因为双脚感染而无法坚持下去，留下遗憾。

保持放松的心情

徒步远足时，尽量让心情放轻松，别把走路当成目的和负担。其实走路不需要耗费太多的精力，认真去走，便能越走越好。

远足旅游行程不宜过长

现在很多人都爱好旅游，在景点中步行，既观赏风景又锻炼身体，是一种值得提倡的远足方式。但是，远足时间不宜过长。人在行走时，足底在3个负重点支撑体重，而足部肌肉、韧带等连接的足弓也保持高度张力。如果连续长途负重行走时，足弓就会塌陷，致使平时较少负重的第二、三、四趾骨负重增加，发生骨折。因此，步行旅游时，我们每曰行程不要安排过满，同时轻装上阵，注意营养与休息。

总的说来，只要你做好准备工作，远足是非常容易让你体会到全新感受的。或是潺潺的溪水，或是奇异的植物，或是畏人的怪石，或是遮天的沙尘，在这个过程中，我们穿越的不仅仅是大地，还有自己的心灵和健康。

试试倒走，愈加风靡的非主流步行法

倒走作为一种反序运动，可以使全身放松，身体直立，胸部挺起，膝关节不曲，两臂前后自由摆动，走动起来有骨络圆润、全身轻松如松绑的快感。倒走可刺激不常活动的肌肉，促进血液的循环，平衡人的机体，对防治脑萎缩特别是腰腿痛都有疗效。

倒走健身最适合人群：办公一族，青少年朋友，中老年朋友。

张大妈年轻时，一直从事重体力劳动，40多岁后又在冷库里工作了好几年，没到退休的年龄，就落下了腰腿痛的毛病。她也尝试过许多偏方，但都没什么效果。于是就找到医生，医生极力推荐她倒退行走，并让她每天坚持。7年过去了，她的身体状况有了明显好转，腰腿疼基本上不发作，即便发作，症状也较以前轻多了。从运动保健方面来看，倒走确实是一项不错的运动。

你若是接近暮年的老人，倒走能防病强身；若是正生长发育的青少年，倒走能减少鸡胸、驼背；若是整天伏案的白领或老师，还能起到消除疲劳、缓解腰背酸痛的作用。因此，从自身健康考虑，你也不妨倒走试试。

倒步走，就是身体向后倒退着走。平时我们都是面朝着行走的方向行走，很少会背对行进的方向。大家的倒步走可能更多会是在大风的日子短暂地体验一下。

专家研究发现，倒走这种“倒行逆施”的运动对人体有很多好处。倒走与向前走使用的肌群不同，可以弥补后者的不足，给不常活动的肌肉以刺激。因为背对着行进方向，增加了行走稳定和维持平衡的难度；两腿交替向后走，加大了腿和腰背部肌肉的运动强度。总之，倒步走的动作难度比较大，因而需要消耗更多的氧气和能量，在各种步行方法中，倒步走的减肥效果最明显；倒走需腰身挺直或略后仰，这样脊椎和腰背肌将承受比平时更大的重力和运动力，使

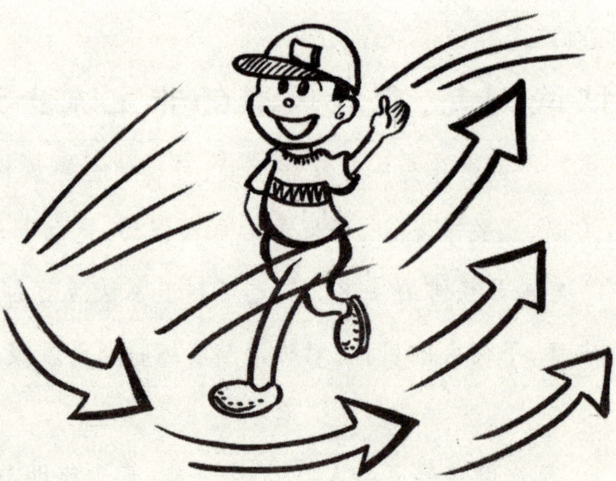

向前行走得不到充分活动的脊椎和背肌受到锻炼，长期坚持倒走对腰腿酸痛、抽筋、肌肉萎缩、关节炎等有良好的辅助治疗效果；更重要的是，由于倒走属于不自然活动方式，可以锻炼小脑对方向的判断和对人体的协调功能。

作为一种反序运动，倒走的妙处就在方向平衡上。人的行走本来是向前的，走惯了也舒服。反向步行，人体由于不习惯而产生一定难度。为了克服难度，我们就需要付出较大的体能，这样便起到了强化腰腿肌肉、增强身体平衡和灵敏度的特殊效果。同时，倒走不仅比正行耗氧多，还能有效缓解腰疼的毛病。

现在许多步行健身的锻炼者会选择倒步走，倒步走的动作过程是这样的：上体直立，眼光目视前方，头不要向后仰；先将身体重心转移到另一条腿上，屈膝抬起一条腿，向后摆动迈步，脚尖先落地，然后迅速过渡到脚后跟，整个脚掌着地，身体重心再转移到后面的这条腿上。倒走的时候，两臂要随腿的迈步动作前后摆动，维持身体平衡。要领是：走时膝盖不要弯曲，步子均匀而缓慢，双手握拳，轻轻地向前后摆动，挺胸并有规律地呼吸。每天坚持 200~400 步，可收到意想不到的锻炼效果。

然而，倒走毕竟是一种有难度的有氧运动，并非想走就走。对初练者来说，身体应当先向前倾，走路时腿自然下落，小心地先用脚趾着地再过渡到全脚，重心要放在前面，这样即使稍微踩空了，也不会摔跟头。此外，手臂要自然摆动，保持整体平衡，这样可以强化腰腿肌肉，增强平衡。为保证安全，倒走练习要注意以下几个问题：

1.选择好场地

倒走练习时，由于不能看见身体后方的情况，身体平衡维持能力较差，为了避免摔跤、碰撞别人或者车辆，最好选择地面比较平坦且行人、车辆都比较少的地方进行练习，最好是选直道路。如在操场上圆形道上倒走，最好先顺时针倒走，后逆时针倒走。防止左右侧胸腰背肌不平衡而造成新的劳损。

2.控制步速

在倒走过程中，维持身体平衡的难度增加，所以开始练习时要控制好速度，不要图快，将速度保持在每分钟40~60步即可，腰腿疼痛的病人可以走得更慢些。每一步都要踩实后再迈下一步，不要着急，避免摔跤。等倒步走熟练了，再加快速度。为了确保锻炼的安全，初练者也可以用脚掌擦着地面交替向后倒退行走。

3.循序渐进锻炼

在刚开始进行倒走练习的时候，头部可以随着脚步的左右移动而转动，及时掌握好身后的道路情况，调整行进的方向。等空间感和方向感提高后，可以减少回头看的次数，再目视前方地行走。

4.控制运动量

根据每个人的身体素质状况控制好倒步走的运动量。最简单的方法就是计数脉搏每分钟跳动的次数。在行走过程中，只需要把手指放在手腕脉搏跳动明显的地方，数出30秒钟的脉搏跳动次数就可以了。一般的锻炼者脉搏跳动次数控制在每分钟90~100次之间；腰腿疼痛的锻炼者每分钟的脉跳次数比平时多10次左右即可。

5.朋友一起练

最好多找几个朋友一起进行倒步走练习，既可以互相鼓励，增强锻炼的信心，又可以提高锻炼的安全性。可以两个人一组，一个人倒走，另一个正走，两个人的方向、速度保持一致，两人交替轮流进行正走、倒走的练习，在保证安全的同时又增加了锻炼的乐趣。

6.瞄准参照物

倒着走一定得有参照物，如花草、树木等，以免将线路走歪。

7.先慢后快

“倒走”距离一般从 50~100 米开始，根据自身感觉，可延至 500~1000 米；初学者速度要慢，步子要小，为 1.5~2 步/秒，熟练后速度再加快；倒走时间控制在每周 4 次，每天 1~2 次。

8.适当增加难度

在倒走已经很熟练的情况下，倒行者还可以加大难度，例如上坡倒行，在水中和草地上倒行等。有兴趣的话，你还可以试一试倒着慢跑。但是必须要注意安全，要选好地段，最好在公园或运动场等地方进行。

9.找回方向感

当倒走即将结束时，要做好整理动作。方法为正走 10 分钟，先快后慢，直到呼吸、脉搏基本恢复为倒走前的水平。

蒙蒙细雨边走边看，锻炼身体又养眼

有没有想过雨中散步呢？那通常是电影里的浪漫场景，通过细细密密的雨丝，整个世界都变得清新朦胧了，有种梦幻的感觉。其实生活中的你也大可尝试，散步细雨中，可以呼吸到湿润清新的空气，活动身体、解除疲劳、调神消乏；也可以疏通滞气，调节人体脏腑功能，使人心胸开朗、心旷神怡。

提起阴雨天气，大多数人都会想起“下雨天，睡觉天”。下雨的时候，就连一些正常外出都会受到影响，更别说在户外行走锻炼身体了。好多人都不喜欢雨天阴霾压抑的感觉；但也有一些人，认为雨中漫步是一种非常浪漫的活动。近些年来，越来越多的西方人喜欢上了雨中行走。这并不是因为他们浪漫，而是他们认为在雨中行走比普通行走对健康具有更大的益处。他们的观点也不是没有科学道理。

和晴天相比，雨中走路也是特殊的健身方法。因为在下雨的时候，能产生大量的负氧离子，会让人感到心旷神怡，并有助于调节神经，消除郁闷。而且，霏霏细雨对脸部、肌肤的轻柔按摩，可以增强机体对外界环境的应变能力。

我们都知道，散步是一种有氧运动，它是通过腿、背、臂部等一些肌群交替收缩和放松的协调运动，让呼吸得到加深，肺活量得以扩大，血液循环得以加速，使更多的氧气输入到大脑中。下雨的时候，雨可洗涤尘土污物，净化空气，使树更青花更艳。雨前残阳的照射和细雨初降时会产生大量的负氧离子，使空气中的氧气充足。负氧离子素有“空气维生素”的美誉，它可以令人安神逸志，心旷神怡，还有助于降低血压，消除紧张情绪，发挥镇静、镇痛和止咳作用。此时去散步，对人体的健康更加有益。

不过要注意的是，一定要选择毛毛细雨和小雨的时候，身体较好的人可以不用遮雨的用具，但其他人最好是打伞或者穿雨衣、雨鞋。而且散步的时间不要超过半小时，以免罹患感冒，不然就得不偿失了。

雨中散步可以促进新陈代谢，提高免疫力，消灭体内的细菌和病毒，增强肌体对外界环境变化的适应能力。而且，细雨还可以充当按摩浴，它可以对你的头、脸、皮肤等进行按摩，进而使你神清气爽，疲劳顿失，愁烦俱除。在细雨中，不仅可以呼吸到湿润清新的空气，发挥活动身体、解除疲劳、调神解乏的作用；还能疏通人体滞气，调节脏腑功能，使人心旷神怡。不过，雨中散步也要注意：

1.小雨天气最理想

这种天气不会有雷电现象发生，空气潮湿，气温适中，散步观景其乐无穷。不过，散步的地方最好有能立即避雨的场所，因为天气多变，若雨势增大就糟糕了。

2.降雨的前10分钟不要散步

在每次降雨的前10分钟，雨滴在降落时吸收了空气中大量的尘埃、烟雾和各种污染物，这时候的雨是“脏雨”。若是选择这时候散步，就会吸入一些有害气体，对人体健康极为不利。

3.夏天散步要小心

在夏季的时候，天气时晴时雨，有时还会出现雷雨大风、冰雹等强烈对流天气。若外面是雷雨交加并有大风的话，则不能出去散步，以免发生雷击伤亡事故。冰雹天气也不应外出散步，在这种天气里，在室外活动会比较危险。因此，若打算在雨中散步时，则最好选择在一场小雨天气的中、后期，或雷雨天气结束时。

其实，这种方式比较适合感性而且爱好运动的女性。她们可以选择适宜的时候，穿上防水的休闲衣裤，在一条安静的小道上，享受雨中疾走的闲情逸致。另外，这种方法还有利于大脑由紧张趋于平静，也就是人们常说的心理和精神的调节。

【自助健康小贴士】散步细雨中的独特之处

1.空气清新

肮脏浑浊的空气经过雨水的洗涤仿佛变得格外清新干净，呼吸新鲜空气，人也舒服自在许多。

2.人少清静

下雨时，人一般不爱出门，除非要外出办事。这时的院子、街道就变得清静起来，少了许多喧闹与浮躁，你散步时更自由，也不用强装笑脸与遇到的熟人打招呼，有的只是纯粹的你与风声雨声，这一刻你更接近自然。

3.景致优雅

雨后的花草树木会变得精神起来，周围的景致也更优雅美丽，或许平常因世事匆忙而无暇顾及，或许因缺乏雨水的浇灌而提不起神，反正，风雨过后景更美了。

4.思行合一

一个人行走在雨中，听着雨声，吸着净气，可以边走边细细地思考，无任何限制，无其他羁绊，思维往往更加活跃，也不会受网络的影响分散注意力。你可以想想人生，回忆过去；你可以思考未来的路，该如何走得更顺畅。

5.排解压力

整天坐在办公室或呆在家中，久了自然会产生一种无名的压抑感，工作生活压力也愈来愈大，然而宣泄压力的空间却越来越小，此时，不妨支着雨伞走出去，呼吸呼吸雨中清新的空气，欣赏一下周围的小景，心中的不快与积累的压力，会不翼而飞。

6.强健身体

雨中散步，空气更清新，心情也更愉快，走上几圈，身体就会发热，有效地促进血液循环，增强抗寒能力，有利于身体健康。

和同伴来一场竞走比赛

大家在运动比赛的田径项目中常看见竞走比赛。我们可以发现竞走的动作与我们的普通行走动作有很多相同的地方，但也有很多不同之处，竞走是从普通行走动作发展来的。

与普通的行走相比，竞走的步频要比普通行走的步频高出很多。普通行走大约在每分钟 70~80 步，快走的步频大约是每分钟 120 步左右，而竞走的步频居然比快走的步频还快一倍，每分钟 240 步左右。步幅加大，步频加快，肯定会加大髋部的摆动幅度。因为，只有加大迈步时两条腿之间的夹角，才能达到那么大的步幅，髋部的扭动幅度就不得不加大。髋部扭动的幅度加大，身体就需要同侧肩部同时向前送，配合动作顺利完成。此外，竞走动作与普通行走的区别还在于手臂和下肢的动作。普通行走时两腿自然弯曲，两肩放松，两臂自然下垂，然后随迈步动作自然地前摆屈肘、后摆伸直；竞走摆臂的过程中大小臂之间的夹角要始终保持直角，而且脚接触地面的时候，腿必须保持伸直的状态。

竞走能够充分地锻炼腿部、腰部、臀部和肩背部的肌肉，提高膝关节、髋关节、肩关节的灵活性，还可以有效地增强心血管系统和呼吸系统的功能。除了锻炼身体的作用外，竞走还可以提高机体的耐力，培养不怕困难、坚韧不拔的意志和精神。

竞走动作的正确姿势和动作过程是：竞走者直立，身体略微向前倾斜，挺胸抬头，目视前方，颈部、肩部肌肉放松。行进过程中，手臂的前后摆动与下肢的迈步动作协调一致，手臂向前摆动时，肘部成直角，手臂抬起高度在胸骨高度左右，不能超过身体中线。手臂向后摆动保持屈肘的动作，向外后方摆，大小臂的夹角稍大于90度。一条腿向前伸出迈步，这只脚的脚后跟先着地，然后迅速通过脚的侧面过渡到前脚掌着地，这只脚着地的同时，身体重心转移到另一脚的脚尖，然后蹬地抬脚，小腿向上稍微提起，向前摆腿，髋部放松，骨盆向前移动，待到膝关节伸直，重心前移，这只脚准备着地，另一只脚准备蹬地提腿。因为竞走的步幅比一般行走的大，所以需要行走者臀部左右摆动的幅度加大，为保持身体平衡，同侧身体的肩部也会随腿的前移沿身体的中线前后摆动。

因为竞走动作需要一些技巧，具有一定的难度，所以普通人练习竞走可以分步练习，先掌握基本动作，然后再练习完整的走路动作。

首先，需要学会正确的脚着地的方法，可以两脚前后开立，后脚蹬地，髋部向前送，前脚脚后跟着地，迅速过渡到脚掌着地，原地练习即可；然后用脚后跟着地的方法轻松地走动；等练习熟练后，就可以加大步幅，用脚后跟着地的方法迈大步走动。

以前小孙身体不是很好，经常得病，有时候大家就开玩笑说他是“病秧子”。没想到，最近他精神状态特别好，身体也比以前结实多了。原来小孙认为自己干什么事都缺乏毅力，于是，前一段时间，在朋友的怂恿下就参加了他们的小组。在朋友的带动下，小孙开始竞走了，没想到一坚持就是半年，而且还发现了竞走的乐趣。这不，如今身体健康多了，还交了不少新朋友。

如果你像小孙一样有运动的愿望，但就是怕自己不能坚持下来，那么，和别人一起步行是个不错的选择。团体步行是最适合开展竞走的方式。有些人一开始可能觉得不好意思，他们觉得肩部、臀部的动作太大，有些夸张，耸肩、扭臀、直腿走路的样子有些好笑。其实普通行走也存在送肩、扭臀的动作，竞走加大这些动作的幅度，可以对身体起到更好的锻炼。你可以选择性格、习惯都比较熟悉的朋友、亲戚、同事组建“步行小组”，然后利用周末或者放假的时间，相约出行，不失为一种乐趣。不过，大家一起走，有的人走得快，有的人走得慢，所以，你先别急着去约人，先来了解这些团队步行的小细节吧。

民主是前提

成员之间需要互相沟通，共同商量确定步行的距离和能坚持的时间，兼顾大家的意愿。

快乐是基础

我们可以选择那些将当地建筑、田园、树林、公园融为一体的地方，在风光的变换中行走，不会显得那么枯燥。

安全是关键

人的身体素质毕竟存在差异。步行时，如果有人跟不上整体的步伐，应学会等待掉队的队员，给他们留出调整呼吸的时间；如果有人受伤或者生病，还需主动陪伴，尽快找方法救助。

【自助健康小贴士】团体步行的特别提示

测试能量

运动之初，队长应通过测试了解每个人的身体状况，为队员选择合适的步行量。

热身不可少

在步行开始前5~8分钟，慢速行走，并检查步行姿势是否正确，并做一些舒展筋骨的活动。

给路作标记

如果在田野或树林间行走，可以适当设置一些标记，这样走得快的人也能来回穿梭而不会迷失。

"8"字路线

设计一个8字路线，将步速快慢不同的人群进行区分，慢的人只走8字的半部，而快的人可以走全程，最终都在同一地点集合。

在步行健身中给自己加点小惊喜

有些人会说，总是这样步行很无聊很单调，没有什么新鲜的乐趣。其实，步行也有很多新的、好玩的方式，只是你不知道而已。你可以变速走、健步走；也可以赤脚走、沙地走、负重走、跑步机走；还可以玩着走，推铁环走。只要开动脑筋，就能发现各种步行新方法，让你走得不无聊。

单一步行方式，时间久了，势必会让人感到枯燥，产生厌倦。那为什么不考虑尝试一些新的步行方式？这些多样的方式肯定会激发你的锻炼兴趣，增强健身效果。下面介绍的几种步行方式中，说不定就有你非常喜欢的。

1.变速走

如果你总是按照一种节奏和速度进行锻炼，容易感觉枯燥，这时可以先慢走一段距离，然后快走一段距离，再放慢行进速度，采取快慢速度交替进行行走。

2.快步走

快步走与普通的散步不同，它的动作要求比较严格，要求步幅适中，步频较快，双臂摆动均匀有力。它的步行速度较快，运动强度较高，所以对于减肥有良好的效果。

3.赤脚走

平时行走大家都是穿着鞋袜的，有兴趣的话，不妨把双脚从鞋袜中解放出来，让它感受一下阳光和空气。人体的内脏器官在足底都有反应点。赤着脚走路，足底的穴位和内脏反应点可以直接受到地面的刺激，达到按摩脚底的效果，这样不但可以增强足弓力量，还可以促进全身血液循环的通畅，对心肺等内脏器官具有保健的效果。赤脚走路还有利于足部汗液的分泌和蒸发，防止脚气。人体积存过多的静电对健康有害，经常赤脚走路能使多余的电以脚为导体得到释放，对人体有益。但是，赤脚走对场地的要求比较高，以避免脚部受伤。

4.滚铁环走

滚铁环是一种老少皆宜的活动。滚铁环可比单调的行走要有意思得多。滚铁环的过程中，需要集中注意力，掌握好平衡，铁环才不至于倒在地上。因此，滚铁环能够消耗更多的能量，对脑部也能起到锻炼作用。

5.逛街

逛街是女士们经常而且喜欢做的一件事情，一些男士也很喜欢逛街。没想到它居然也成了行走锻炼的一种方式。在大型商场、超市或者商业街上步行，看着周围琳琅满目的商品，是一件多么赏心悦目的事啊。除了购买自己所需商品外，或许还能从中找到自己寻觅已久的商品。购物与锻炼两不误，一举两得。

6.跑步机行走

跑步机把户外的行走道路折叠为跑步带。利用它进行行走锻炼，避免了风吹、日晒、雨淋和严寒，可以在家中舒适的环境中进行练习。跑步机的电子显示屏上的数据可以清晰地告诉你锻炼时的速度、距离、心率等情况，锻炼者可以根据这些数据调整自己的锻炼计划，达到更好的锻炼效果。

7.沙地行走

在沙子上行走的摩擦力是平整的硬路面上的摩擦力的2倍左右，所以在沙子上行走难度比平时路面上行走的难度大一些，需要消耗多一些的能量。在沙地行走能够提高腿部的蹬踏能力，增强练习者的体力。

8.风中行走

如果天气不太好，起风了，这对于步行练习者来说并没有什么影响，逆风行走因为需要克服风吹的阻力，所以需要消耗更多的体力，从而达到更好的锻炼效果。

9.健步走

健步走是一项以促进身心健康为目的，讲究姿势、速度和时间的步行运动，它行走的速度和运动量介于散步和竞走（行走速度快，消耗的能量也最大）之间。其最突出的特点是方法易于掌握，不易发生运动伤害；不受年龄、时间和场地的限制，不同年龄的人群可根据自己的时间随时随地进行锻炼。

健步走的速度是决定锻炼效果的关键因素，因人而异可分为慢步走（每分钟约70~90步）、中速走（每分钟90~120步）、快步走（每分钟120~140步）、极快速走（每分钟140步以上）。

健步走不仅可以提高心肺功能耐力，改变血液质量，还可以增加人体免疫能力、促进骨关节健康、改善心理状态、减肥等。

具体操作方法是：在自然行走的基础上，躯干伸直，收腹、挺胸、抬头，迈大步，随走速的加快而肘关节自然弯曲，以肩关节为轴自然前后摆臂，同时腿朝前迈，脚跟先着地，过渡到前脚掌，然后推离地面。健步走时，上肢应随步伐的节奏摆动，走的路线要直，不要左弯右拐，上下肢应协调运动，并配合深而均匀的呼吸。每分钟大致走 60~80 米，每天步行半小时~1 小时，强度因体质而异，一般以微微出汗为宜，只要持续 3 周就可见明显效果。

10.阳光疾走

阳光孕育了生命。晒太阳可以促进人体的血液循环，增强人体新陈代谢和免疫功能，接受适量的紫外线照射能促进维生素 D 的合成，维生素 D 有助于骨骼和牙齿的健康，调节身体中的钙、磷代谢。另外，太阳的照射还可以让人情绪高涨，愿意从事富有挑战性的活动。如果上午能够享受日光照射半小时的话，将对精神萎靡、有抑郁倾向的症状有很好的改善。

这种锻炼方式的时间可选择在早晨 6~10 点或者下午 4~5 点进行。尽量避免 12—14 点这个时段，因为这时的紫外线最强，容易对皮肤造成伤害。而且，这种锻炼的时间不宜过长。

11.负重走

我们在进行走路锻炼时，如果能够适当增加身体的重量，那么，热量消耗会加倍，其效果也会更佳。

【自助健康小贴士】滚铁环

滚铁环流行于上世纪六七十年代，是男孩子比拼技艺时的一个内容，是一项深受少年儿童喜爱的运动项目，自娱性强，还可以锻炼人的协调能力和平衡能力。拥有铁环就如同现在的孩子带着滑板上学一样，非常风光。

铁环制作方法通常是用一根粗钢筋，弯成一个直径约 40 厘米的圆圈，然后用一个半圆的钩作“车把”，讲究者还会在铁环上套上数个小环，铁环滚起来时，小环会在铁环上滚动，发出悦耳的声音。比谁跑得快时，几个人同时出发，滚着铁环拼命往前跑，快者胜；比谁慢时，停在原地不动，必须保证铁环不倒，时间长者胜。

推铁环玩法是用铁勾推动铁环向前滚动，以铁勾控制其方向，可直走、拐弯。铁环的动作有一定的难度，需要一定的技巧。初学时，先将铁环向前转，然后拿“车把”赶快去推着向前走，不倒就行。铁环还能推出许多花样来。技术好的人，单手拿铁钩将铁环往前一送，铁环就乖乖转动起来。滚在路上也能“停车”，即铁环斜靠在“车把”上，要滚时弯钩轻轻起动就行。累了，用弯钩钩住铁环，往肩上一扛，那姿势极为潇洒。

第五章

『步健康』会帮你摆脱『不健康』状态

想要获得健康其实一点也不难，坚持步行就能达到目的了，好身心是可以“走”出来的。步行可以帮助你保卫心脏，远离心血管疾病；增强记忆，不再被健忘困扰；强壮骨骼，保持匀称体态；降低胆固醇，和脂肪肝说 Goodbye；适当增加身体疲劳感，让晚上睡眠更香甜；释放压力，让工作更加高效和愉快；增强免疫能力，流感不用再害怕；平衡体内酸碱度，新陈代谢更加舒畅；帮助消化，摆脱便秘痔疮的难言之苦。简简单单的步行，坚持下来，收获的就是健康。

好身心是“走”出来的

走路是最好的运动，不少名人，如著名生理学家巴甫洛夫，大科学家爱因斯坦，伟大的思想家马克思，被誉为“世界心脏病学之父”的怀特都是走路运动的忠实拥护者。由此可见，走路确实可以走出好身心。我们不妨借鉴一下名人们的方法。

奥林匹克运动的故乡——古希腊爱琴海旁边的山崖上曾刻有这样一句话：“你想变得健康吗？你就跑步吧！你想变得聪明吗？你就跑步吧！你想变得美丽吗？你就跑步吧！”然而，美国医学博士史塔曼对一组中年妇女进行研究，结果发现，6个月的跑步锻炼，居然导致40%的人脊椎、膝盖和踝关节受损，真是得不偿失。可见，跑步的健身方式是一把双刃剑，如果你利用得不好，很有可能带来血压升高，心率增加，心肌缺氧导致脑出血、心绞痛、心肌梗死，甚至猝死。

那么，最好的运动是什么呢？

根据统计，正常人平均一天能走4000步，每跨出一步，脚底所受的冲击大约是体重的1—2倍，跑步则提高到3倍左右。早在1992年，世界卫生组织便提出关于21世纪的健康箴言：最好的医生是自己，最好的药物是时间，最好的运动是步行。

从人类的进化史来看，更是如此。远古时期，我们的祖先，最初只能四脚爬，到了100万年前，他们开始了站立行走的生活。从四脚爬到两脚站立，再到完全能够两脚步行，正如一个胎儿降生的过程，需要经过漫长的时间演变。人类自从能直立步行以来，必须靠双脚来支撑体重，我们脚部的肌肉，为了承担全身的重量，也迅速地发达起来，使得我们几十公斤重的身体，在无意识中得到支撑。

狗是用脚爪来站立，羊与马脚骨离开了地面，是用它们的蹄来站立，与其他动物的脚相比，人类之所以能够做正确的行走，完全是靠脚跟的功能。可是，机械文明高度发达后，导致脚跟功能逐渐衰退，我们的脚越来越难以承受身体的重量，才出现了各种各样的病症，这是需要我们反省的。

俗话说得好："刀越磨越光亮"，我们的双脚只有越走才会越灵活，世界上很多名人都为我们做出了良好的榜样。著名生理学家巴甫洛夫，一生没有停止过步行锻炼，80 岁高龄时还经常背着重物走在大街上；大科学家爱因斯坦，也很推崇步行锻炼，一次他到比利时王国访问，人们在张灯结彩的火车站欢迎他，但却没在火车站里找到他，因为他早在前一站提前下车步行到了王宫，当国王和王后问他为什么要走过来时，他说："我生平喜欢步行，运动给我无穷的乐趣"；伟大的思想家马克思也是一位步行爱好者，就是在患有重病的情况下也没有放弃过行走；美国人怀特，被誉为"世界心脏病学之父"，在 20 世纪 20 年代就提出"步行对健康有特殊益处"的论断，建议"每个人都应当把坚持每天步行当成一种有规律的终生运动方式"。他身体力行，天天不间断行走，耄耋之年的他，在北京访问时每天还要上下爬 12 层楼梯。

行走，是全身组织器官的运动，有利于机体新陈代谢运动的加强，对于身心益处多多：

提高免疫系统的功能

人体的免疫系统包括淋巴、胸腺等器官，血液中的白细胞也具有免疫功能。免疫系统产生的淋巴细胞通过淋巴循环可以对全身上下起到保护作用。它会对侵入人体的细菌、病毒产生抗体，将侵入人体的抗原消灭，还可以直接吞噬侵入人体的某些细菌，保护人体健康。步行健身锻炼可以促进人体中免疫细胞含量的增加，因此能够增强对疾病的抵抗力。

科学研究还表明，人体免疫系统除了增强人体抗病能力、保护人体健康外，对于人的寿命也有着重要的意义。当科学家把小白鼠的胸腺切除后，小白鼠迅速衰老，而胸腺是人体的中枢免疫器官，这就证明了免疫系统对于寿命长短的重要作用。科学家通过对大量 65 岁以上老年人的观察，发现每天步行锻炼 1 小时左右的老人免疫细胞数量明显增加。总之，参加步行锻炼，提高人体免疫系统的功能，不仅能够提高对疾病的抵抗性，在一定程度上还有延年益寿的效果。

防治心理疾病

社会的飞速发展，生活节奏的紧张，工作压力的增大，使人们在精神上和生理上都受到影响，极易产生抑郁症，这是一种严重的心理疾病。它在精神上主要表现为精神空虚、情绪低落、经常郁闷、紧张焦躁和缺乏自信、自尊等症状；在生理上主要表现为体质下降，食欲缺乏、嗜睡、失眠等症状。抑郁症对我们正常的工作和生活会造成不良的影响。

研究证明，步行锻炼可以刺激一种叫做“内啡肽”的化学物质的分泌。这种物质具有振奋精神、抑制低落情绪，使人产生欣快感的作用。因此在步行运动之后，人们会感觉到心情轻松愉快。经常步行锻炼，会使这种欣快感延续。良好的精神状态自然会减轻病症在生理上的反应，从而达到防治抑郁症的效果。

防治高脂血症

随着现代生活水平的提高，人们饮食结构发生了改变，猪肉、鸡肉等动物脂肪类食物在餐桌上很常见。人们吃的好了，脂肪补充得多了，但是运动量却比以前减少了。因此，大量脂肪在血管内堆积，血液中胆固醇的含量增高，这就容易引起高脂血症。高脂血症还会诱发动脉硬化、血栓、冠心病等疾病。

步行锻炼是防治高脂血症的最有效的方法。长期坚持适度的步行运动，可以有效地降低锻炼者血浆胆固醇和血清甘油的浓度，增强动脉血管壁的弹性，减少血管硬化。同时，体内的血浆纤维蛋白的活性受到运动的刺激而增强，它可以调节自主神经系统的功能，防治血液凝结，保证血流的通畅。此外，步行锻炼还能刺激人体产生高密度脂蛋白，这种蛋白自由进出动脉血管壁，清除掉已经沉积在血管壁上的血脂，并把它转送到肝脏，使之分解。

防治心脏病

心脏病是现代社会常见病之一。无论是在国内外，它每年的发病率都在上升。调查显示，40 岁以上的人群是心脏病的高发人群，尤其是脑力劳动者。坚持步行锻炼，可以改善冠状动脉循环，增加冠状动脉的供血量，降低血脂浓度，大大减少心肌缺氧缺血情况的发生，从而增强心脏的功能，有效地防治心脏病。

防治癌症

癌症是威胁人类生命的最大"杀手"，人类至今还没有找到一种有效的癌症治疗方法。不过令人欣喜的是，越来越多的事实证明，运动有利于癌症的防治。实验研究表明，经常进行适度的步行锻炼，可以改善体内免疫细胞的组织结构，增加血液中免疫细胞的含量，增强细胞膜上受体的活性。受体是免疫细胞膜上的一种特殊物质，它的主要作用是发现并消灭病变的癌细胞或其他侵入人体的细菌、病毒等。

长期的步行锻炼还可以刺激胸腺分泌更多的胸腺素，胸腺素可以提高免疫细胞的活性，恢复病人已经退化的免疫系统，提高免疫系统的功能。步行还可以调节体内的内分泌系统，从而使体内的各种激素保持在正常的水平，从而降低了各种癌症的发生概率。

防治骨质疏松症

骨质疏松在中老年人群中是一种常见的疾病。骨质疏松，主要表现在骨骼柔韧性降低，骨骼变得又脆又硬，容易发生骨折。步行锻炼时，负荷体重，能够提高骨骼的密度，延缓骨骼的衰老，降低骨质疏松症的发生。如果已经发生了骨质疏松，在步行锻炼的同时，配合科学合理的饮食，多吃含钙的食物，可以补充骨骼钙质，提高骨骼密度，有效地治疗骨质疏松。

防治关节炎

关节炎的种类很多，引发关节炎的因素也很多。其中膝关节炎是其中最常见的一种。治疗关节炎的传统方法是服用药物、关节注射和切除发炎的关节囊内膜。这三种方法在一定程度上可以缓解关节的疼痛，但并不能从根本上恢复关节的活动功能。

最好的恢复关节功能的方法就是体育锻炼，尤其是步行运动。步行的节奏很好掌握，对关节的刺激性小。步行可以加速发炎关节部位的血液循环，使发炎关节部位获得更多的营养物质；步行还可以使关节周围肌肉和肌腱得到锻炼，增强其收缩的力量，从而达到逐步恢复关节活动功能的效果。

对糖类代谢的影响

糖类物质是人体所需的六大营养元素之一，是人体运动时能量的主要来源。糖类分为多糖和单糖。平时我们所吃的食物中的糖分大多是以多糖形式存在的。在唾液酶等生物酶的作用下，分解为人体可以直接吸收利用的单糖。这些糖类物质80%左右储存在肌肉中，叫做肌糖原；20%左右储存在肝脏中，叫做肝糖原；还有少量分布在血液中，那就是血糖。

人体在进行时间较长、运动强度较大的运动时，首先会先分解肌糖原，肌糖原分解不足时，血糖会进行补充，同时肝脏会不断释放出肝糖原补充到血液中。肌糖原在氧气供应不足时会发生无氧分解，提供能量并产生大量乳酸。但是当人体进行步行运动时，由于运动强度小，氧气供应充足，肌糖原可以充分地氧化分解为水和二氧化碳，释放大量的能量。

正常人体静止状态下的血糖含量为100毫升的血液中含80~120毫克的血糖。血糖不足会加重运动的疲劳感，影响身体健康。需要注意的是，在进行长时间的锻炼后，会降低血糖的含量，这时候最好喝一点低糖的饮料，在补充体内水分的同时补充糖。但是如果饮用含糖高的饮料反而会起到相反的效果。

对脂肪代谢的影响

脂肪是我们人体内最大的能源库。当人体从外界获得的能量超过所需量的时候，多余的能量物质就会转化为脂肪的形式储存起来，等到需要的时候再进行分解。我们在进行长时间、强度较小的运动时，脂肪所提供的能量就会超过糖类所提供的能量。

【自助健康小贴士】散步六法

(1)普通散步法。每分钟60-90步，每次20-40分钟，适宜冠心病、高血压、脑中风后遗症、呼吸系统疾病、中重型关节炎的老年患者。

(2)定量步行法。运动强度以脉搏为尺度，对减少腹壁脂肪、降低血压、增进听力有相当好的疗效。

(3)双向散步法。步行时两手背放于肾俞穴(在第二腰椎棘突下，旁开5厘米处)，缓步倒退走50步后再向前行100步。

(4)摆臂散步法。步行时两臂用力前后摆动,可增加肩关节、肘关节、胸廓等部位的活动。

(5)摩腹散步法。轻松的散步及柔和的腹部按摩,有助于防治消化不良和胃肠道慢性疾病。

(6)扭体散步法。边左右扭动身体边散步,同时可以活动腰腿。

好好步行,保卫心脏

研究表明,只要每天步行 30 分钟,每周坚持 5 天以上(包括 5 天),就可以改善心脏功能、降血压、减轻动脉压力、增加高密度脂蛋白、减少胆固醇含量、降低血黏稠度、使心脏病发病率降低 50%。

心脏病是世界上死亡率最高的疾病之一,心脏病死亡率占我国台湾地区死亡率的第三位。有许多专家研究显示, 每天持续快走至少 30 分钟,能够有效降低心脏病的致病率及死亡率,世界卫生组织将 9 月 24 日定为“世界心脏日”,并且还提倡“走路有益心脏”的活动。

科学家曾做过一个实验,让 100 只猴子吃饱,但不允许它们活动,另外 100 只猴子只吃七八分饱,定量供应,但强迫它们进行身体锻炼。结果,吃饱但不允许活动的猴子过一段时间死了 50 只,另外只吃七八分饱的猴子长得既苗条又健康,还很少生病,10 年下来才死了 12 只。

美国有一项相关研究,找了 2678 名 71~93 岁的老年人,分成三组,每天各走少于 0.4 公里、0-4~2.4 公里、多于 2.4 公里的路程,结果发现,

2~4 年内发生心脏病的分别是 5%、4.4%、2.6%。

荷兰科学家佛朗哥博士对过去 46 年中 5200 名居民的健康状况进行了追踪调查，从中选取 50 岁以上人群，并按照运动量的多寡划分为低、中、高三个层次。最后的研究结果显示，锻炼可以使人类寿命延长 3 年，从 50 岁开始进行中度锻炼的人比低度锻炼者可望多活 1.3 年，其中 1.1 年将不会得心脏病。另外，划入高度锻炼的人群可望多活 3.5 年，其中 3,2 年可以免受心血管疾病的困扰。

另外，哈佛大学研究人员也曾针对 1500 位拥有大学学历的女性进行调查，这些在 1962 年毕业的中年女士，在 1993 年共有 181 位罹患心脏病。研究发现，以激烈运动为主要健身之道的女性们，保健功效反而不如每天走路的人。每周能够走 6 英里(约 10 公里)以上，会比每周走路不到 2.4 英里(约 4 公里)的人少 1/3 的罹患心脏病风险。

其实，无论是人或动物，运动对保持心脏健康都极其重要。研究显示，每周跑步 1 小时或更长时间可使罹患心脏病的风险降低 42%；每天做走步运动 30 分钟，可使罹患心脏病的风险降低 18%，可使中风的风险降低 11%。

台湾大学医院心脏内科医师林俊解释道："这其中的原因主要是可降低交感神经分泌，而交感神经是目前已知与心脏病产生有关的因素之一。"另外，台北市立忠孝医院副院长柯景塘也对此进行了进一步的解释，他说："除了慢性病，对于那些身体健康的人们来说，如果多进行走步运动，对心脏来说也有很大好处。因为一般人平时大多只会用到约五分之一的微血管，但运动则可以增加 5~7 倍，这样一来，就会非常有效地促进心脏代谢与循环。"台湾心脏学会理事长曾渊如表示，走路不仅可以瘦身减肥，而且还可以降低心脏病相关的危险因素，减少心血管疾病及其导致死亡的危险性，以时速6~8公里走30~45分钟，每星期3~5次，是最方便、经济的心脏保健法。

台湾新光医院心脏内科主治医师洪惠风也指出，对于那些刚开始没有习惯做走步运动的人们，也要从生活中逐渐学会并适应走步运动。而且，在进行走步运动的时候，不要一下子像跑步那样走得太快。并且，在走路前后要各喝一杯水。另外，晚上的走步运动还要在吃完饭30分钟之后进行，而不要刚吃完饭就开始运动。而且，无论是中速行走还是快速行走，只要每天步行30分钟，每周坚持5天以上(包括5天)，就可以改善心脏功能、降血压、减轻动脉压力、增加高密度脂蛋白、减少胆固醇含量、降低血黏稠度、使心脏病发病率降低50%。洪惠风医师还强调，对于那些本身已有心脏病或其他疾病的患者，在进行走步运动前，必须先跟自己的主治医师讨论一下，看自己是否适合走路运动。运动的途中有胸痛、晕眩、恶心等症状，必须立刻停止，并马上找医师检查。

冠心病的全称是冠状动脉粥状硬化性心脏病，属于心脏病的一种，是中老年人群体的高发病，它对人们的健康威胁性很大，严重时可能出现心肌梗死。高血脂患者更容易得冠心病。而在我们身边，有些人的血胆固醇并不高，但也发生了动脉硬化。其实，造成这种原因是身体的活动量太小，进而造成了身体缺氧。

动脉壁对氧非常敏感，当机体缺氧时，直接会使动脉内膜受损伤，细胞之间的空隙加大，使胆固醇容易渗透过去在管壁沉淀下来。但是当人以慢速长跑时，心脏输出量可以比安静时增加数倍到10倍，呼吸频率增加2倍以上，每分钟吸入的氧气量可增加5~6倍，甚至8~12倍之多，保障了机体的供氧。

还有人观察到，经常运动可以提高血液里的高密度脂蛋白含量，特别是进行系统训练后，由于上述原因可以抵抗动脉血管老化，保持动脉壁的弹性，不但可以防止动脉硬化，还可预防心脏病。

1.步行锻炼对冠心病有很好的防治作用

(1)增加心脏的氧气供应量

坚持步行锻炼，可以改善冠状动脉侧支循环的情况，心脏冠状动脉两侧的小血管扩张并相通，使侧支循环形成。并且步行锻炼还能够使毛细血管的数量增加，从而增加冠状动脉的供血量，提高心肌获氧的能力，减少心脏缺氧缺血情况的发生，有效地防治冠心病。

(2)改善心脏功能

经过一段时间的步行健身，心脏壁加厚，心脏容积加大，心肌发达，心脏的收缩能力增强，每次收缩搏出的血量大大增加，使心脏的舒张放松的时间相对延长，心脏得到适度的休息，心脏功能得到改善和提高。

(3)改善血脂的代谢

血浆中血脂的浓度是导致冠心病的主要物质。血液中胆固醇的含量是衡量血脂的重要指标。血浆胆固醇分为低密度脂蛋白和高密度脂蛋白两种。低密度脂蛋白附着在动脉血管壁上，影响血液循环的顺利进行；高密度脂蛋白则可以清除低密度脂蛋白，减少其在血管壁的沉积，有效地防治冠心病的产生。

(4)减少诱发不良因素

肥胖和吸烟都可以增加冠心病的发病几率。坚持步行锻炼可以达到很好的减肥效果，从而减轻体重，一定程度上降低了心脏的工作负担。此外，步行锻炼可以达到缓解神经紧张的作用，减少对香烟的依赖。这样从间接方面达到预防冠心病的作用。

(5)调节情绪

步行锻炼可以帮助转移患者的注意力,消除对疾病的紧张、忧虑、恐惧等不良情绪,使情绪能够保持在稳定状态,减少因为情绪波动而引发冠心病复发的次数。

2.冠心病患者在锻炼时应该注意的问题

(1)根据自身的情况选择合适的运动量

冠心病患者病愈出院后,身体比较虚弱,可以适当进行缓慢的散步活动,步行锻炼的运动量不要太大,速度放缓,大约在每分钟60步左右,每次锻炼10分钟。步行锻炼后以没有疲劳感为宜。运动过程中,感到疲劳的话,可以休息片刻后再继续进行。然后再逐步随着体质的恢复而加大运动量。

经过约3个月的步行锻炼后,大部分病症消失,心脏功能基本恢复,病情处于稳定期。这期间患者需要继续坚持步行锻炼,以达到巩固治疗的作用。这个阶段内可以遵照循序渐进的原则,适当加大运动量,采取慢走、中速行走、快步走、走跑交替等多种行走方式相结合的方法,根据身体的实际情况进行步行锻炼。运动时的心率控制在每分钟110次以内,运动时间控制在每次30分钟左右,每周锻炼3~5次,并可增加行走的距离。

(2)选择合适的锻炼时间

冠心病患者的步行锻炼,最好不要选择在早上进行,下午锻炼的效果会更好。为了不给心脏和肠胃增加负担,在吃完饭后2个小时内,最好不要锻炼。在吃饭前的1个小时内也不要进行。在天气不好的日子里,如夏天特别热的天气,应该适当减少运动量。

(3)注意锻炼后的休息

冠心病患者在步行锻炼的前后最好不要吸烟、喝酒。锻炼后不要马上进行淋浴，最好休息片刻，等呼吸、心跳恢复正常后再洗澡，水温不能太高，40℃左右的温水浴最能解除疲劳。

(4)身体不适或者运动过量时应及时调整锻炼安排

当身体同时感染其他疾病的时候，应根据情况决定是否降低运动量或者暂停运动，不要为了完成锻炼计划而勉强行事，这样反而会对身体健康造成更大的伤害。如果运动中或者运动后出现心悸、胸闷、胸痛、头晕、恶心等不良反应，这是运动量过大的表现，应该停下来休息，下次锻炼的时候，适当减少运动量。

健忘症状走光光，步行的健脑作用

你是否为了找钥匙把家里翻了个底朝天，结果发现它却在自己手里？你是否在走出家门时突然想起煤气没关？你是否到银行取钱时却发现密码记不起来了？如果经常这样你可能患上了健忘症。想要克服健忘症，其实一点都不难，步行有健脑的作用，每天走一走，就可以把健忘症走光光了。

有一个报名上改善记忆力课程的女士，去学校领了一张申请表。这张表格上例行公事，要求报名者填写各种栏目，比如家庭地址、单位、电话号码等。那位女士想了好一会儿，然后气愤地在表格上写道：我要是还记得住这些，那我干吗还要来报名呢？

日常生活中，有些事情不需要我们长期保存在头脑中，有些事情则要求我们记忆一个特定的时间。假如我们把握不好记忆的"度"，或者边学边忘，或者丢三落四，这就非常容易闹出笑话了。

王先生在一家管理咨询公司工作，出差是常有的事情，他说工作压力大了，记性似乎也差了。一次，王先生准备乘坐早上8点40的飞机飞往成都开会，7点40到机场办理登机牌时，他找不到自己的身份证了，钱包、口袋里、包里都翻遍了，还是没有。“我记得昨天把身份证放钱包里了，可就是找不到。”王先生说。于是，王先生便打车回办公室找。他的办公桌上堆满了文件，想在这堆文件里找小小的身份证，也不是一件容易的事。王先生把办公桌翻了个遍，还是不见身份证。最后竟然在垃圾桶旁找到了，原来身份证掉在桌脚和垃圾桶之间的空隙里了。这时飞机已经快起飞了，只好改签到11点40，错过了早上的会议。“发生这种事情再正常不过，我现在忘性大得很。”王先生说，“有时打算回家写东西，明明是把文件发到邮箱里了，结果回家发现邮箱里没有。几天后看邮件记录，才发现发到别人的邮箱了。邮箱发错，存U盘里总不会出问题吧，可U盘会忘记带回家。”王先生无奈地讲述这些事情。

确实，生活中常常存在着这样那样因记忆力差引起的烦心事，不论是忘记电话号码，还是忘记重要事件，都会影响到我们的生活质量。健身走作为一种有氧运动，则能完全解决我们这样的健忘“尴尬”。

美国科学家做了一项研究：他们对2300位居住在夏威夷的70~93岁的男性进行了长达8年的跟踪，结果发现那些每天走路超过2英里的人和每天走路少于1/4英里的人相比，大脑的衰老程度减少了80%。由此可见，走路不但让你拥有健康的身体，还能锻炼你的大脑，让你拥有较好的记忆力。

如果你认为这个试验仅仅针对男性朋友调查，对结果持怀疑态度，那么，咱们再看第二项研究。不久后，美国科学家继续对1600位70~81

岁的女性步行结果分析，结果发现，那些每周走路 2~11 小时的女性和很少外出活动的女性相比，前者在进行学习与记忆等大脑功能的测试中的成绩明显要好。

由此我们可以看出，无论男女，只要是适度的、有规律的锻炼，比如每天走路 2 小时，便能推迟大脑功能衰退，并且长达 6~8 年时间。

那么，到底是什么原因让走路跟大脑的记忆系统发生了紧密联系呢？

原因就在于走路的这个过程。健身走为我们的机体提供了充足的氧气，并改善中枢神经系统的功能。此外，还为我们的大脑细胞提供充分营养，加快新陈代谢的速度，提高对大脑的供血量，这样便能防止脑细胞过早地衰退了。因此，步行作为创造健康、锻炼记忆的良方，我们不妨多采用。

也许你会想，平时本来就记忆力不好了，忙起来哪还记得走路呢？其实，如果你真的"日理万机"，我们建议你不妨采用随机的方式进行步行。你可以为自己安排一些不固定的时间进行锻炼，换换脑子。比如工作的间隙，走到茶水间倒上一杯水，或者换乘电梯为爬楼梯的方式，都可以达到健身和锻炼大脑的效果。不过，为了让你的记忆力走得更完美，你最好抽出 15 分钟的时间来进行 2 分钟慢走、3 分钟急行的"间歇走"，呼吸加快的同时，你的大脑也在进行运转，好记性自然能走出来了。

当然，除了走路外，我们熟悉的食物对改善记忆力也有帮助。实践证明，记忆力减退的人大脑中乙酰胆碱的含量明显减少，所以，我们可以多吃些鱼、瘦肉、鸡蛋等食物，还可以适当吃些人参、枸杞、核桃、桂圆、鳝鱼等滋补一下，这都将有效改善你的记忆，维护身心健康。

【自助健康小贴士】大脑的记忆高峰期

人的大脑每天有四个记忆高峰期。

第一个是早晨起床后：大脑在睡眠过程中并没有停止工作，而是在对头一天输入的信息进行编码整理。早晨醒后没有新的信息干扰，这时记东西会印象清晰。

第二个高峰期是在上午8点到10点:这时精力上升到旺盛期,处理识记效率高,记忆量增大。

第三个高峰期是在下午6到8点,这是一天中记忆最佳期。

第四个是临睡前1小时左右:这时识记材料后就入睡,不再有新信息输入,所以没有相互抑制的影响。

另外研究者还发现上午8点大脑具有严谨周密的思考能力,下午2点思考能力最敏捷,但推理能力则在白天12小时内递减。根据这些测试,我们在早晨最好安排些严谨周密的工作,下午做一些需要快速完成的工作,晚上则做些需要加深记忆的工作。

我们在学习中应该顺应大脑的这些"脾气"和"秉性",扬长避短,合理安排工作学习,让大脑更好、更愉快地为我们工作。

走路会帮你扫清疲劳倦怠

行走的过程中,敞开心扉去迎接你所看到的自然景色,把你的身体想象成是一块海绵去汲取这一切,用鼻子呼吸蓝天的气息,让全身沉浸在绿树、田野的气韵中,将意识集中在脚底,切实地体会地面带来的触感,透过鞋底感受来自大地的强大生命力,所有的烦恼、疲倦,堆积在身心角落里的灰尘都会一扫而光。

突然发现镜子里的自己非常疲倦的时候,或者是莫名其妙地向周围人发脾气的时候,就是你的心灵需要休息的时候了。此时,你需要暂时脱离由钢筋混凝土构筑的都市，到充满绿色的田野或者森林中去散步。大自然是心灵得以休息和净化的最好的地方，它会毫无怨言地为我们洗去身体和心灵上的尘埃。

抛开头脑中的一切，漫步在郊外，欣赏着美丽的风景，聆听着微风轻抚树叶的簌簌响声，感受着清爽的凉风，整个人沐浴在阳光下，置身于大自然的怀抱，将会有无限的安谧、静雅感围绕着你。

为了更好地进行步行，我们可以选择在阳光充足、地形平坦的地方进行练习。穿鞋行走的时候，将意识集中在脚底还可以切实地体会到地面带来的触感，透过鞋底能感受到来自大地的强大生命力。

如果天气好的话，最好光着脚走路。将沉重的鞋子脱掉，袜子也脱掉，想象在脱掉袜子的瞬间，所有的忧虑都被抛到了一边，然后让脚与地面"亲密接触"。起初会觉得不舒服甚至会感到疼痛，如果是这样的话，就先穿上鞋子，过几分钟后再脱掉，这样反复地进行。光脚走路对身体很有好处，因为脚掌上的穴位很多，受到刺激会有助于血液循环。大地的气息通过脚掌传递给身体就会产生麻酥酥的感觉。配合着呼吸，放松、自然地抬脚，面带微笑，想象着脚下的地面已经与自己的身体融为一体。将所有的意识都集中到脚掌，光脚行走的时候自然会心无旁骛地进入最佳状态。

行走的过程中，敞开心扉去迎接你所看到的自然景色，把你的身体想象成是一块海绵去汲取这一切。用鼻子呼吸蓝天的气息，让全身沉浸在绿树、田野的气韵中，整个身体就充满了活力。视线望着正前方三四步远的地方，意识集中到鼻尖，精神就不会分散。一般情况下要配合着步伐来调整呼吸，每两步深吸入一口气，每两步缓慢呼出一口气，或者是每六步进行一次呼吸。

按照这种方法行走，走得再久也不会觉得疲惫。就这样走上 10 分钟，你会感觉心情舒畅，下腹、手脚变热，头脑清醒，身体轻盈。在慢走的过程中，补充了能量，就可以加快步伐，步伐快了心情就会有所不同。据说轻快的步伐可以消除忧郁和愤怒，对减肥具有很好的效果。登山的时候，运用这种方法会感受到登山的另一种魅力。将积聚在心中的压力、烦恼无所顾忌地说出来吧，如果周围没有人，就放声地喊出来吧，向周围的树木、高山、白云、飞鸟坦率地吐露自己的一切，直到自己心情非常舒畅为止。当不知道自己为什么忧郁，为什么心情不好的时候，用这种方法就能找到答案。反复地不停地诉说，你会发现有另外一个充满智慧的自己在聆听。

知道步行带给人类最大的意义是什么吗？是文明的发展。世界上只有人类才能用双脚直立行走。因为直立行走，人和动物才有了最本质的区别，人类才能不断地开发自己的大脑。用四肢行走的动物，不管岁月如何变幻，它们的脑部功能都是无法改变的。可是用双脚走路的人类，脑的重量却由400万年前的400克增加到如今的1400克。这都是因为人类将体重放在脚部进行直立行走，解放出双手，从而使脑得到了飞跃性的发展的结果。

步行—— 一抬脚，一落脚，看似简单的动作，可就是在这简单的一抬一落之间，脑实际上完成的却是一个很复杂、很奇妙的工作。从表面上看，步行只是单纯的肢体活动，但实际上步行是一个复杂的精神活动。通过步行不但可以维持身体的健康，还可以维持精神活力，这是步行的又一大魅力。与静坐相比，步行的时候更容易产生有创造性、独特性的灵感。曾有专家对习惯于静坐的人和经常进行步行等有氧运动的人进行智商测试，结果显示，后者的成绩要远远优于前者。

劳动心理学认为，每工作一定的时间就要休息5分钟，这样可以防止劳动效率下降。休息5分钟后再开始工作，此时，我们身体的感觉器官会变得兴奋，可以迅速地向脑传达信息。如果长时间持续地做同一个工作，身体的感觉器官会变得迟钝，向脑传达的信号就会变弱，最终导致无法接收到信息的脑不能向身体各个部位的器官下达命令，从而降低工作效率，工作上的失误也会增多。

要想高效率地利用脑，即使工作堆积如山，也要每工作50分钟就停下来休息5分钟。长时间坐在电脑前，两眼会变得干涩，会腰酸背痛。这时需要多活动才能塑造一个气血循环顺畅的身体，才能拥有一个清醒、高效的脑。

人体中，对脑起着绝对影响作用的是呼吸，因为脑的一切活动都离不开氧气。大脑掌管着人体包括呼吸、心跳及思考等所有领域的活动，尽管脑的重量只占整个身体重量的2%，但却是整个身体中消耗能量最多的部位。

心脏输出的血液15%都是提供给脑的，即使不做任何活动，哪怕只是在休息的时候，吸人体内氧气的25%都会被脑所消耗掉。要想将氧气充分地提供给大脑，需要有一个畅通的血液循环。如果对脑停止供血持续时间达到15秒钟的话，人将会处于昏迷状态；如果持续4分钟的话，脑细胞就会死亡。

打哈欠或头脑不清醒是因为脑细胞处于未被激活的状态，如果持续这种状态，就会出现注意力下降，没有气力，意识不清楚的现象。那么，如何才能拯救处于疲惫中的大脑呢？

给脑提供充足的氧气。要想给脑充足的氧气，就必须要让血液循环顺畅。我们一般会认为，只要心脏能正常地发挥它的功能，就可以实现血液循环的畅通。虽然心脏并不以我们的意志为转移，但是被称为"第二心脏”的脚部却可以被我们控制。如果下肢缺乏运动能力，理性的生产能力就会随之下降。腿部不活动，气血循环产生障碍，氧气和营养成分不能充分地送达到大脑，肌肉和心肺功能就会变弱。所有这一切，通过步行都是可以克服的。因此，经常活动脚部有助于增强心脏的活动，同时血液循环也会顺畅，氧气供应就会充分，我们就能够从头到脚维持健康的状态了。

走路促进骨质强壮，常步行的人身型匀称

一个人的身高是受多种因素影响的，遗传当然是重要的方面，后天因素也不可忽略。走路锻炼可以提高人体的物质代谢和血液循环，它能够使骨的代谢和营养增强，这样就自然地促进了骨的生长发育。青少年朋友最好在16岁之前就开始步行，并一直坚持下来，这样身体就能长得快又长得高了。

我们知道，一个人的身高有一定的遗传因素。但是，它的作用是有限的，仅占25%左右。而人的高矮通常取决于骨骼的生长发育状况，特别是大、小腿骨以及脊椎骨的生长发育，这起到了关键性的作用。

通常情况下，青春期，即12~18岁之间，是人一生中成长的关键期，这个时候的身体的形态、功能、素质、生理、心理、智力、身高等都飞速发展，所以，青春期也被称为旺长期。那么，错过了这个时期我们是否还有希望增高呢?

北京一位中学生母亲曾非常气愤地反映过这样的情况，自己的女儿一年吃了3500多元的增高药物，可一点儿都没长高。哪怕长高半厘米，

我们心里也获得点安慰。那些增高药物说明书上说得那么好听，这不是骗人吗！

看到和听到那么多青少年朋友为了增高枉花那么多钱，我们感到惋惜，同时也想告诉大家不要再把增高的希望寄托在所谓的灵丹妙药上，其实，有一个不花钱的好办法就能增高。

袁嘉今年 23 岁了，当模特一直是她的梦想，可如今个头才 160 厘米，家里人都挺着急的。但是，她没想过放弃。最后，在父亲朋友的帮助下，袁嘉找到一位有名的骨科医生。医生查看了袁嘉的情况之后，给她提出了一个让所有人都很诧异的建议：走路，并且每天坚持走 1 个小时。尽管有疑惑，袁嘉还是按照医生的建议做了。没想到经过一年的步行锻炼，她的个子居然长到了 172 厘米，离当模特的梦想不远了。

为什么走路会有这么大的作用呢？

其实，当我们错过了青春期，很多人的身体还会逐渐长一段时期，一般隋况下能延续到 23~25 岁，也就是咱们常说的“25 岁伸一伸”。只不过，这段时期身高主要是靠脊椎骨的增长，所以，相对来说长高的速度就缓漫得多，民间流传的“先长腿，后长腰”也就是这个道理。

那么，走路与“25 岁伸一伸”有什么关系呢？

科学家做了大量试验，结果发现，走路锻炼可以提高人体的物质代谢和血液循环，它能够使骨的代谢和营养增强，这样就自然地促进了骨的生长发育；同时，步行还给骨骺板以间断的压力，能够刺激软骨细胞的增长，便非常有利于骨骺增长了。

所以说，走路锻炼让 25 岁左右的年轻人长高并不是什么秘密，它是具有一定科学道理的。我们建议青少年朋友最好在 16 岁之前就开始步行，并一直坚持下来，这样身体就能长得快又长得高了。下面我们总结了一套非常有效的“增高步行法”，供你参考：

步行前，要做好热身运动。包括四大步骤：活动四肢各个关节、活动脊背保持平直、使上体前倾、双臂伸直并且用力向后上方挥动。

行走时，要注意大幅度摆臂，腿部要做到有力，向前走50米。

休息时，千万别忘记做一下拉伸练习。具体做法如下：双臂上举，然后向各个方向抻拉，同时踮起脚后跟，重复6~8次，再走50米。

做好这三个步骤，你的增高计划已经打好了基础，假如你再加点毅力的“引子”，长期坚持下去，起码能将你增高的速度提高一倍，拥有高大的身材再也不只是梦想了。

【自助健康小贴士】最佳增高食物

经常有人问，吃什么才能增高？令人遗憾的是，世界上并没有一样吃了就能增高的食品。比如说蛋白质对增高有益，但是鸡蛋作为蛋白质的来源，吃得太多会引起胆固醇偏高，不利于身体健康；牛奶中含有大量的钙，可是喝多了也会导致肥胖或者没有食欲。因此，完美的增高食品、药品是没有的。我们只有饮食均衡，从各种食物中去摄取营养才是增高的有效方法。

根据多年研究和增高临床实践经验，并结合中国营养学会制定的《中国居民平衡膳食宝塔》，我们列出以下最佳增高食物，供年轻朋友参考和选用。

（1）谷类：高粱米、玉米、玉米面、大米、小米、小麦、小麦面粉、黑麦、黑麦粉、麦片、荞麦、荞麦面等。

（2）豆类及豆制品：黄豆、黑豆、绿豆、扁豆、蚕豆、小豆、毛豆、豌豆、豇豆以及豆浆、豆腐、豆腐皮、豆腐干、豆腐脑和腐竹等豆制品。

（3）肉类：脂肪少的猪肉和牛肉以及猪排骨、牛排骨、羊肉、羊排骨、鸡肉、猪肝、牛肝、羊肝和鸡肝等。

(4)水产类:虾米、虾皮、螃蟹、田螺、鱼翅、海参、干贝、鱿鱼、黄鱼、带鱼、黄花鱼、鳝鱼、沙丁鱼、公鱼、鱼肚、海带、紫菜等。

(5)蛋、奶类:鸡蛋、鸭蛋、鹅蛋、鸽蛋、鹌鹑蛋、鲜牛奶、脱脂奶粉等。

(6)蔬菜类:荠菜、油菜、韭菜、菠菜、芹菜、空心菜、蒿子秆、大白菜、小白菜、雪里红、胡萝卜、萝卜、土豆、茴香、香椿、洋葱、柿子椒、西红柿等。

(7)水果类:柑橘、红枣、草莓、柿子、杏、苹果、菠萝、葡萄、无花果、万寿果等。

(8)坚果类:西瓜子、南瓜子、花生、杏仁、松子、莲子、核桃、芝麻等。

(9)其他:纯奶油、蜂王精、蜂蜜、纯食用油等。

每天坚持步行,肺活量也会大扩容

步行对改善心肺功能是有极大好处的,那些经常进行步行锻炼的人,运动时呼吸均匀,身体不易产生疲劳感,这是因为步行锻炼可以在不知不觉中增强锻炼者呼吸系统的功能,让肺呼肌变得发达,肺活量明显变大,呼吸频率降低。

老张患心脏病多年,最近年纪大了,发现身体越来越不如从前。可是,老张为什么不主动采取措施呢?原来老张身体太胖,害怕运动不当引发危险。所以,一直这么撑着。其实,像老张这样的人还有很多,因此,如何增强心肺功能便成为了我们的当务之急。

有时候,最简单的方法,往往就是最好的方法。

英国科学家介绍了保持心脏年轻的方法，一周健走3小时以上，可降低35%~40%罹患心脏病的风险；而美国医学学会也承认，每天快走30分钟，可维持心肺功能的健康状况，使患心脏病的风险降低18%。

正如这些报道所言，步行对心肺功能的改善非常有利。当我们进行健走时，每前进一步，身体60%以上的肌肉都参与了活动。就在这一舒一展的运动中，身体四肢，内脏器官都在活动。而血液也没闲着，不断调节你的神经系统，加速新陈代谢。当体内的血液为身体输送了足够的氧气时，便提高了呼吸肌的收缩力，从而改善了心肺的功能。由此看来，步行对改善心肺功能是有极大好处的。

可是，还是会有人发出这样的疑问，像老张一样既有心脏病又肥胖的人群，是否适合步行呢？

答案是肯定的。因为你的心脏病，你的身体肥胖，都决定了你不能进行强度较大的活动，而唯一低强度的活动就是步行。

对心脏病或肥胖的人群来说，步行前我们最好先去医院做个检查，并且在征得医生同意的情况下再开始行动。同时，为了避免步行时出现的意外危险，我们要把活动的注意力集中在运动时间上而不是运动强度上。运动强度不要超过心脏最大值的65%，并且随时注意测试心率。如果实在不能完成每周长距离的行走，还可以用每周5次，每次10分钟的步行进行代替，同样能达到锻炼心肌的效果。

对于人体来说，呼吸是非常重要的。人只要生存着，就需要不断地从外界吸入氧气，然后把代谢产生的二氧化碳呼出体外。呼吸系统的器官包括鼻子、咽喉、气管及大小支气管、肺。空气（包括氧气）从鼻孔或者口腔进入，经过咽喉、气管和支气管进入到肺里；在肺里，吸入的氧气和血液中的二氧化碳进行交换，其他器官只是气体经过的通道，并不在其中进行气体交换。

经常进行步行锻炼的人，运动时呼吸均匀，身体不易产生疲劳感；而不经常进行锻炼的人一旦运动量稍大就会气喘吁吁，运动后肌肉酸痛。这是因为步行锻炼可以在不知不觉中增强锻炼者呼吸系统的功能。

呼吸系统功能的增强主要表现在以下几个方面：

1.呼吸肌变得发达

我们知道，运动时，人体肌肉对氧气的需求量比平常状态下要多一些。步行锻炼，是一项节奏性比较强的运动项目。运动时的呼吸节奏可以与行走的步幅、步频相配合。掌握好呼吸的节奏可以减少运动的疲劳。呼吸肌就在步伐的起落间重复着有节奏的运动，这样包括膈肌、肋间肌、腹肌等肌肉在内的呼吸肌就得到了锻炼，肌力增强，呼吸肌变得发达起来。

呼吸肌发达了，肌肉收缩与舒张有力了，呼吸时肌肉的运动幅度就随之增大。呼吸差是衡量呼吸运动幅度大小的常用标准，它是指尽力吸气和尽力呼气后的胸围大小变化的差额。经常进行步行锻炼的人的呼吸差可以达到 8~16 厘米，比一般人的 5~8 厘米增加了近 1 倍。这样每次呼吸肺里都可以吸入或者排出更多的气体，使更多的气体得到交换，从而更好地满足运动时组织细胞对氧的需求。

2.肺活量明显增加

肺活量是指尽力吸气后，再尽力往外呼气，这时所呼出的气体的总量。肺活量是人体肺部可以容纳空气量的最高限度，反映出呼吸系统的工作能力，因此肺活量的大小通常被作为衡量身体体质强弱的重要标准之一。

肺活量的大小与性别、年龄、锻炼程度等都有关系。一般来说，正常成年男子的肺活量在 3500~4000 毫升之间，成年女子的则在 2500~3000 毫升之间。老人和孩子的肺活量要比这个数值小一些。经过长时间的步行锻炼后，肺活量明显增加，一般增值可达到20%左右。有关调查数据显示步行锻炼对老年人的肺活量的增加有着更加明显的效果。经常进行锻炼的老年人比不进行锻炼的同龄人的肺活量要增加30%左右。

3.呼吸频率降低

呼吸频率就是每分钟呼吸的次数。一般正常成年男子的呼吸频率为12~18次，女子的呼吸频率要比男子的稍快，老人和孩子的更快一些。因为，步行锻炼促进了肺活量，人用比较低的频率去呼吸即可满足生理需求。

走低胆固醇，摆脱烦人的脂肪肝

生活方式过于不规律，会让人体的肝脏像吹气球一样迅速"胖"起来。如今，30~40岁的城市白领也成为了脂肪肝的主要人群，这是值得引起我们警惕的。脂肪肝患者的运动在于技巧，而不在于强度。所以每天坚持步行对于脂肪肝患者来说非常有益，我们提倡3个"10分钟"。

虽然说脂肪肝是"富贵病"，但是再"富贵"的人也不希望它会降临到自己的头上。值得关注的是，如今不但那些"富贵"的人患上了脂肪肝，连30~40岁的城市白领也成为了脂肪肝的主要人群，这是一个非常可怕的事实。

肝组织中含有少量的脂肪是正常的，正常人的肝脏中的脂肪含量是其重量的4%~5%，可是如果由于某种原因引起肝内脂肪堆积过多，超过肝脏重量的10%~15%时，就会形成脂肪肝。

不知道你有没有这样的疑问，"我的体重指数正好，为什么会有脂肪肝呢？"

这就要从你自身的角度来看了。

你经常加班吗?

你的工作压力大吗?

你是不是经常不按时吃饭?

你是不是有不吃早餐的习惯?

你不需要回答出来，只要自己心中有数就行了。要知道，这4个问题摆在体重正常或偏轻的脂肪肝患者面前，回答"全是"的占90%，所以现在你应该知道自己为什么患脂肪肝了吧？生活方式过于不规律，会让人体的肝脏像吹气球一样迅速"胖"起来。

肝脏器官跟我们每天的工作一样，也是有规律地工作。本来有着非常规律工作时间的肝脏，因为你不规律的生活，失去了对单位时间内代谢多少蛋白和脂肪等物质的判断，代谢功能就会出现紊乱，从而导致肝脏内的脂肪不能被及时消化掉，时间长了就在你的肝脏里越积越厚，落下了一大病根。

今年45岁的老高在事业单位工作，他在8年前就开始发福，不仅体重飙升到90多公斤，而且血脂也达到了4.9毫摩尔/升，血压高压180毫米汞柱，属于中度脂肪肝。可是人们也常常是检查出疾病后才意识到健康的重要性，于是老高给自己制订了一个非常简单的锻炼方案：每天步行上下班。

从家到单位差不多有8公里路程。为此，他每天6点半起床，保证用1个小时的时间走到单位，常常走得大汗淋漓，夏天更是浑身上下没有干的地方，就连下雨天，老高也打着伞坚持步行。一年下来，老高穿破了3双运动鞋，就这样坚持了8年的时间，现在老高的身体让每一个同龄人都羡慕，高血脂和脂肪肝消失了，血压也正常了，体形和精神看上去像一个30多岁的小伙子。对于同事们羡慕的眼光，老高得意极了，不过在得意之余还是给大家传授了自己的“秘方”，现在不少同事也已经向老高“看齐”了。

双脚是人体的健康之根，人体脚部的穴位相当多，而走路是最好的刺激脚底穴位的方法，不仅能舒筋通络、活血顺气，还能强身健体。而且人体在走路时，骨骼、肌肉、韧带、神经末梢都要参加运动，从而促进血液循环，调节大脑皮层的活动功能，促使身体各种激素分泌，使人心情愉悦，并能延缓衰老。

可能，有人会说：锻炼了几个月，脂肪肝依然如旧，为什么呢？对于这种运动无效的人来说，往往是因为没有掌握正确的锻炼方法。

脂肪肝患者的运动在于技巧，而不在于强度。对于脂肪肝患者来说，有效的运动应该是有氧运动，而不是无氧运动。剧烈的短跑属于无氧运动，适合脂肪肝患者的应该是慢走、快走等缓和的有氧运动，所以每天坚持步行对于脂肪肝患者来说是非常有益的，我们提倡这样3个“10分钟”：

人体内部的活动要根据运动的时间来“执行”。

第一个10分钟，可以把血糖动员起来；

第二个10分钟，可达到肌肉分解；

第三个10分钟，才能够动员脂肪分解，从而达到“治疗”脂肪肝的目的。每天坚持步行30分钟，以心跳逐渐达到每分钟120次，鼻尖稍微出汗为宜。但是每天步行的30分钟也不能要想起来就运动。要注意的是，步行锻炼还是要持之以恒，最好能够每天坚持，最起码也要保证隔天一次。

同时，膳食结构不当也是脂肪肝年轻化趋势的一大诱因。因此在改变运动的同时也要注意饮食，多进食些低脂肪高蛋白的鱼、虾等肉类。另外，绿色蔬菜和玉米、黑木耳等具有一定的降脂作用，可以经常吃一些。脂肪肝患者还应少吃水果，因为水果含有一定的糖类，长期过多进食可导致血脂升高，甚至加重脂肪肝病情。

根据对经常进行走路运动和根本不运动的人各抽出300名进行的调查发现，进行时间长，比较缓和的运动项目，对降低血胆固醇效果更为明显。例如一个血胆围醇偏高的人，在用16分钟跑3000米后，胆固醇可下降355毫克；而进行时间短、强度大的力量性练习，如摔跤、举重等时，胆固醇的下降则不明显。

英国医学研究人员关于降低引起动脉硬化的低密度脂蛋白的研究成果显示，在进行适量的走路运动之后，可以降低总胆固醇的6.3%，"坏胆固醇"降低10.1%，"好胆固醇"增加5%。停经后的妇女和中年男性采取中等强度的走路运动和饮食限制疗法后，同样也有"坏胆固醇"少了和"好胆固醇"多了的情况。低密度脂蛋白实际上就是所谓的坏胆固醇，可见走路对于降低胆固醇确实有着极好的疗效。

如果现在问你一个问题："要预防和治疗高脂血症，生活上应该注意什么？大部分人一定会说："少吃高脂肪、油炸类食物。"的确，要少食用富含亚油酸、亚麻酸的豆油、菜子油、亚麻油、红花籽油、芝麻油及鱼油，还要少食用饱和脂肪酸含量高的动物油及动物内脏。要降低"坏胆固醇"的含量，除了在膳食上多加注意之外，还要进行适当的走步锻炼。

另外，对于没有严重合并症的高脂血症患者来说，除了走路以外，慢跑、爬山、骑自行车等也是很好的运动方式。合并有轻度高血压、糖尿病和无症状性冠心病及肥胖的患者，则可在医生指导下，进行适量的其他类型的运动。

然而，大家要注意的是，高脂血症患者运动时，一定要采取循序渐进的方式，不能只求“一下子功效”，超出自己的适应能力，进而加重了心脏和血管的负担并导致出现心血管疾病。一旦出现心悸、呼吸困难或心绞痛等症状，一定要立刻停止运动并实时做相对检查。

减肥不如散步，身材越来越苗条

研究发现，行走锻炼比跑步、骑自行车等强度较大的运动更有效地消耗内脏器官周围的脂肪。步行锻炼和缓轻快，可以长时间进行，使肌肉在行走中得到充分锻炼，肌肉的运动加强了脂肪的消耗。通过行走，锻炼肌肉，燃烧脂肪，这可以说是最好的办法了。爱美的女士，不妨在散步中边走边减，收获美丽吧！

30分钟以上的步行锻炼，可以使体内的脂肪燃烧，达到减肥的效果。步行锻炼属于有氧运动，动作比较和缓，也不用无条件地逼迫自己忍受节食的痛苦。步行锻炼在减肥的同时提高体质，一举两得，可谓是最安全的减肥瘦身方法。

在想达到有效的减肥效果之前，我们需要了解一下肥胖形成的原因。身体摄人的营养物质超过了身体所需的部分，会以脂肪的形式存储起来，一般多以皮下或者内脏器官周围为主，如腹部、臀部、大腿等。体内脂肪存积过多的话，就会发生肥胖。因此，减肥的关键就是要减去多余的脂肪。

运动无疑是减肥的最佳方法，什么运动减肥效果最明显呢？

国外的科学家曾经在肥胖者中选出一些志愿者，分为4个小组，分别进行步行、跑步、骑自行车和什么运动都不做四种活动。3个月后，对比实验结果显示：跑步和行走对于减轻体重效果明显，但是行走锻炼脂肪减去的量明显高于跑步；而骑自行车则需要数倍于步行和跑步的运动时间，方能起到减肥效果。至于什么运动都不做，当然是一点减肥作用也没有。

研究发现，行走锻炼可以有效消耗内脏器官周围的脂肪。皮下的脂肪通过手术或其他方式可以消除，但是想减去内脏周围的脂肪不是一件容易的事情。通过行走，锻炼肌肉，燃烧脂肪，这可以说是最好的办法了。

步行锻炼和缓轻快，可以长时间进行，可以使肌肉在行走中得到充分锻炼，并且肌肉的运动加强了脂肪的消耗。因而，在脂肪的减去量方面，和缓的行走比需要爆发力的跑步要占优势。

此外，行走中摆臂、屈膝、抬腿、前摆、踏地等动作可锻炼到身体各部位的肌肉和关节，仅屈膝动作就可以锻炼股直肌、腓肠肌等大小腿部的肌肉。肌肉发达了，身体基础代谢的能力就增强了，运动时消耗的能量会更多，脂肪更不容易积存。

行走锻炼达到减肥效果之后，体形可以保持相当长的一段时间。如果注意坚持锻炼的话，体重反弹的情况很难发生。

步行锻炼具有很好的减肥瘦身效果。那么，是否每天随便走走就能够达到满意的减肥效果呢？不是的。只有科学的步行锻炼方法才能够更好地达到瘦身效果。

步行能够减肥的最基本的道理就是步行运动要消耗能量，这些能量主要是脂肪燃烧提供的。那么步行锻炼中哪些因素对能量消耗的影响最大呢？只有知道了这些影响因素，我们才能有的放矢地安排锻炼计划。

1.体重

行走锻炼是一种承担自己身体重量的练习，因为抬腿、迈步都属于移位运动。只能在克服了自己身体重量的条件下，身体才能够移位。所以，体重越重，行走时需要克服的阻力就越大，需要消耗的能量就越多。这就是为什么体重较重的人步行锻炼减肥的效果比体重较轻的人明显的原因。

因此一些人在经过一段时间的锻炼后，为了加强锻炼效果，会选择负重练习，同样也是这个道理。

2.运动强度

运动强度越大，消耗的能量越多，因而减肥的效果也越明显。就拿上楼梯和走路来说吧，大家可以利用散步的方式轻松地走完100米的距离，如果自己一层一层地走楼梯，走到100阶的时候可能早就气喘吁吁了。因为，爬楼梯的运动强度比散步的运动强度大好多。

在步行的各种方式中，慢步走的运动强度最低，一般行走、快步走，运动强度依次增大。所以要想尽快地减肥，最好是昂首挺胸地大步快走。但是，快走的速度也要因人而异，因为每个人的体质是不一样的。

如果走得太快，出现上气不接下气的话，说明呼吸不能满足人体运动对氧气的需求。在氧气不足的情况下，就会影响减肥效果。什么样的速度最适合减肥锻炼行走呢？一边快速步行，一边与同行者说话，如果呼吸没有明显急促的喘息声，双方都能够听清楚对方的讲话，这时的步行速度是最合适的。

3.运动间隔时间

运动贵在坚持，如果没有坚持，怎么能看见减肥的效果？三天打鱼，两天晒网，是不能取得好的减肥效果的。如果两次锻炼之间，隔的时间太长，那么上一次锻炼积累的成果就会在间隔的时间内消失。所以，要想取得明显的减肥效果，最好是坚持每天锻炼，如果工作生活比较忙的话，每周锻炼也不要少于4次。

4.每次运动的时间

每次运动的时间不能少于半个小时。时间太短，不能达到减肥的效果。这是因为：步行锻炼开始是糖类分解提供能量，在行走达到20分钟以后，才开始燃烧脂肪。因此步行锻炼的时间不能太短，必须在30分钟以上。

5.良好的生活习惯

步行锻炼虽然不需要刻意节食，但需要注意饮食。饮食配合运动，行走减肥的效果才更加明显。饮食要注意营养搭配，早、中、晚三餐摄取热量的最佳比例是3:4:3。此外，吃饭时细嚼慢咽，少吃油炸食品，多吃蔬菜、水果等清淡的食物，能够帮助更好地达到减肥效果。

大家都这样说，减肥道路上，没有失败者，只有尚未成功者，减肥是一个持久战。因为，经过辛辛苦苦减掉的体重，很容易就反弹回来。只有体重减轻之后，并保持2年以上没有反弹，才可以说减肥成功了。

那怎样才可以保卫住艰苦努力换来的减肥成果，避免体重反弹的烦恼呢？以下几点需要减肥者注意了：

1.避免短期减肥心态

爱美之心，人皆有之。爱之深，行之切。许多人减肥都希望能够在尽量短的时间内取得最大的成果，因而容易出现不切实际、急于求成的情况。希望在短短的1个月内减掉10公斤体重的愿望是美好的，但是消耗掉1公斤的脂肪是相当不容易的。事实上，如果每天坚持步行锻炼1小时，每个月减肥2公斤是一个比较切合实际、容易达到的减肥量。

但是生活中我们经常看到的减肥情况往往并不是这个样子的。许多人为了短期内达到明显的减肥效果，不是克制自己进食，就是利用泻药，虽体重减得快，但是减掉的不是脂肪，而是身体中的水分和营养物质，容易导致机体脱水、腹泻、免疫力下降、代谢紊乱等，严重影响身体的健康。

通过节食或者药物减肥的效果并不能持久。因为，减肥虽然表面看起来成功了，但是身体内脂肪的数量一点也没有减少。一旦恢复正常的饮食，体重是很容易反弹回去的。

2.坚持锻炼

一项减肥调查表明，能够保持减肥后的体重而没有反弹的成功减肥者中，有超过九成的人都是坚持每天锻炼。减肥一旦成功之后，马上放弃锻炼，体重很容易反弹，甚至超过以前的体重。所以，体重减轻之后，仍需要坚持锻炼一段时间，巩固自己的锻炼成果。

【自助健康小贴士】减肥饮食

锻炼是最重要的减肥方式，要是再注意一点饮食，那就能更好地减下去了。

1.速减式进食

减肥是需要慢慢来的。每天少摄入100卡(而不是一下子就减少500卡)，对身体来说是可接受的，也是比较容易坚持下去的。你应该在减少100卡热量的饮食习惯形成之后，在此基础上再逐步降低热量的摄入。如此一年平均下来，减下的热量的摄入量也相当可观。

2.天天奶制品

奶酪、牛奶或是酸奶都能加快你的新陈代谢速度。如果你决定减肥了，如果你已经每天减少500卡的热量摄入，那么，只要你再同时每天食用酸奶3次，坚持下去，3个月后你减掉的脂肪量就会比那些只减少卡路里摄入量的人要多得多。

3.餐前一苹果

适当而有规律的运动和均衡的饮食当然是减肥者必须要坚持的，如果能在每餐之前吃个苹果，瘦身的效果就更会出人意料哦。苹果中含有丰富的膳食纤维，它们会为你带来饱足感，大大减少你的进食欲望。

4.拒绝白色食品

发面圈、土豆、面包、米饭……这些让你发胖的食物有什么共同点呢？首先，它们都是含热量极高的食品；其次，它们那是白色的食物！把橙色、绿色、红色或其他色彩多样而明亮的蔬菜和水果装进餐盘吧，它们不仅悦目，还给你健康——更少热量、更多纤维！

5.沙拉打头阵

吃主食之前，先以沙拉打底，可以使你每顿摄入的热量减少10%。不过，沙拉虽好也不可多吃。毕竟任何食物食用过量都会让你长出赘肉。何况，肩负调味重任的沙拉酱汁，其实隐藏着不易被你察觉的高热量。因此想要减肥，你最好吃原味食物，顶多蘸柠檬汁。此外，在准备蔬菜沙拉时，最好不要将蔬菜切得太细，每片菜叶以一口大小最佳，以免因其太细吸附过多的沙拉酱，平白让吃进去的油脂量跟着变多。

6.香浓咖啡是大忌

咖啡是很多人的至爱，但你可知道，一杯星巴克咖啡含有22大卡的脂肪和33大卡的糖份，如此“能量”可以跟一个鸡肉汉堡相“媲美”了。

7.限量坚果

每天吃一把坚果不仅对心脏有好处，也更容易保持体重。因为坚果会让你产生饱胀感，减少你的进食量。当然，我们也不能忘了其高热量。切记，每天15颗杏仁、腰果或是30颗开心果就是上限了。

8.多吃早餐

以为不吃早餐可以减肥吗？那你就大错特错了。半天不吃饭，只会让你的肌肉萎缩、减少，但脂肪丝毫不会减少。研究发现，那些每天都坚持吃早餐的人，体重上升或患糖尿病的机会比一个月才吃一两次早餐的人少得多。当然，早餐全麦食品和燕麦等谷类食品，更能减轻体重，保持美好身材。

晚间走走路，睡梦更香甜

人的一生，1/3的时间都在睡眠中度过，所以，睡眠对我们的健康至关重要。很多人失眠是因为睡眠质量低下，这时候，服用安眠药是非常不明智的做法，可以说是饮鸩止渴。那么，健康的方法是什么呢？白天适当的步行可以带来疲劳感，能让你晚上睡得更香。

常先生在公司里一直以工作能力强出名，非常受老板器重，但因为工作忙碌，一直没有进行任何身体锻炼。近年来他开始晚上难以入睡，早晨四五点钟就醒来，白天觉得头痛、头昏、乏力，身体经常会莫名疼痛，一走路就心跳、气喘、胸闷，还缺乏食欲、便秘，白天工作昏昏沉沉，做事也提不起精神，只能勉强完成任务。后来虽服安眠药，但效果越来越差，甚至毫无改善。经咨询医生后，常先生在服用抗抑郁药的同时，坚持每天抽出 1 小时的时间走上 3 公里。持续了两个月之后，上述症状逐渐消失，睡眠和食欲都有好转，而且也很少失眠了。

小陈在一家外企上班，最近公司上了一个大项目，而小陈成了负责人，整天起早贪黑地工作，再加上紧绷的神经，一直都没有好的睡眠质量。当项目结束，小陈以为这下可以好好睡一觉了，可他躺在床上却怎么也睡不着，即使吃安眠药也不管用。万般无奈的小陈只好救助医生。医生详细询问了他的情况之后，认为小陈是缺乏锻炼，建议他每天走 1 个小时的路。最初几天，小陈每天早上花 1 小时散步，还是感觉睡不着，但他还是咬咬牙坚持了两个星期，没想到这失眠慢慢好了，而且比以前睡得还香。

很多人睡得"不香"、"不实"，就以为自己真的失眠，开始用药。其实，吃了安眠药只是帮助您延长睡眠时间，而睡眠质量并没有得到改善。所以很多人一觉醒来，还是头昏脑涨、疲劳不堪的。绝大多数人感觉睡不好和失眠是没有关系的，而是缺少一个好的睡眠质量。

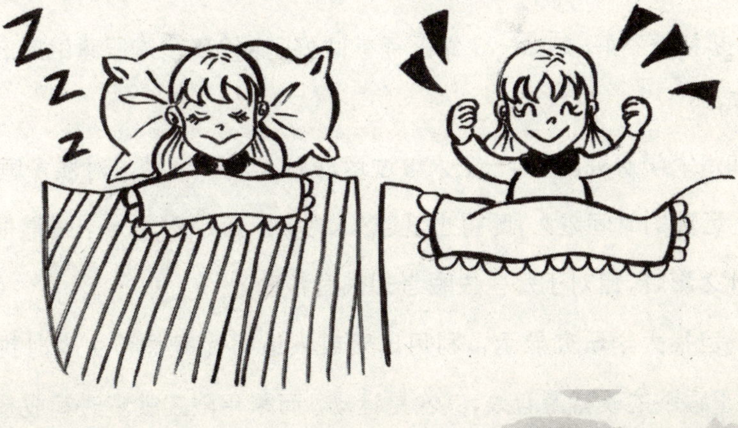

有很多失眠的朋友，他们都是这样倾诉自己的苦恼：每天凌晨三四点钟醒来，一直熬到天亮。如果您也是属于这种半夜醒的类型，那么我要告诉您，您的“睡眠”已经足够了。

这听起来是不是很奇怪呢？事实上，人的睡眠通常分为深睡眠和浅睡眠。刚开始入睡的3个小时，深度睡眠差不多占了90%，人的大脑皮层细胞在这段时间内处于充分休息的状态，对稳定情绪、平衡心态、恢复精力极为重要。但是，过了这个时间，大脑皮层就开始兴奋了，进入浅睡眠状态。这个时候，我们就开始做梦或者处在半睡半醒的状态。当您的半醒状态大于半睡状态，您就产生自己“失眠”的错觉，其实，您还是睡着的。

由此可见，要提高我们的睡眠质量，就要想办法使“浅度睡眠”向“深度睡眠”转换，并且转换得越多，我们的睡眠质量就越好。因此，一个最好的方法就是使大脑产生足够的疲劳度。上面小陈的例子就是一个典型。他因为前段时间的紧张工作，身体的生物钟已经紊乱。当他想大睡一场时，便很容易过了深度睡眠而醒来。所以。当医生建议他进行步行锻炼后，大脑产生了适度疲劳，于是绷紧的神经便很容易进入休息状态了。

我们知道，人的一生，1/3的时间都在睡眠中度过，所以，睡眠对我们的健康至关重要。但是，拥有一个好的睡眠质量并不如我们想象的那么简单。起初睡不好，怎么一走路反而就睡好了呢？健步走跟睡眠又有怎样的联系呢？

加州大学研究发现，一个人做过运动后比没做运动的时候多睡约10分钟。运动的时间越久，睡得也就越久。另外，运动对于一个睡得很好的人没什么影响，但对于那些失眠者却很有帮助。

斯坦福大学研究显示，利用日光或人造日光来调节生理时钟的疗法，对于睡眠的改善最有效，其次是运动。而采用限定就寝时间或是不睡午觉的策略，几乎没有任何效果。

对于失眠最严重的都市上班族来说，失眠的主要原因是脑力工作太多，体力活动太少，导致脑体活动失衡。中医把这种失眠归于“上热下寒”型。所以，解除失眠的根本办法就是保证适量的体力运动，放松大脑神经。

不过，给大脑“创造疲劳”也需挑选个好时间。一般来说，适当的步行会使得白天所累积的紧张情绪消除，于是身体与心理得到松解，提升晚上的睡眠品质。但是我们千万别等到要睡觉了才想起来运动，因为这将让您的大脑兴奋起来，更不利于休息。理想的运动时间应当是下午过后或是夜晚来临前，此时，您的步行才能将白天的压力转换成晚上的愉悦，睡得更香甜。而运动也不一定要进行专门的锻炼，下班后去超市转转、买买东西，吃完饭后到公园里散散步、打打拳都可以。走路是一帖治疗失眠的良药，如果每天能走 5000~10000 步，多数人的失眠问题就迎刃而解了。

中医在治疗失眠时，也会让患者赤脚走路，因为人的脚底有许多穴位，地面刺激脚底的穴位，可以促进血液流通，相当于在做脚底按摩，对帮助人们入睡有相当大的好处。

治疗失眠的另一个小窍门，就是每天洗脚后按摩涌泉穴 10~15 分钟。按摩涌泉穴还有助于治疗神经衰弱、精神减退、倦怠感、妇科病、多眠症、高血压、晕眩、焦躁、糖尿病、过敏性鼻炎、更年期障碍、怕冷症、肾脏病等。针对失眠的步行运动并没有一定的姿势要求，但要注意以下几个方面：

一是运动量不用太大，做一些简单的散步就可以了，同时走路不用太急；二是周围环境要好，要挑选空气清新的地方，这样才能保证大脑得到彻底的放松，进而达到治疗失眠的效果。

由于生物钟的影响，睡眠质量并不能立即通过步行锻炼得到改善，所以，您的坚持和耐心也是走出好睡眠的一个关键因素。当然，如果您在步行开始两周后睡眠质量还未能得到改善，建议您去医院做详细检查，因为您此时的“失眠”可能不是由于缺乏疲劳引起的，而是其他病症了。

【自助健康小贴士】赶走失眠小妙招

1.调整睡眠时间

最好固定时间就寝，在此以前绝不要躺在床上休息，也不要在床上看书、闲谈。将睡眠时间固定化，可形成条件反射，一到睡眠时间就想睡。如睡眠时间为7小时，躺在床上时间不要多于7小时，这样就能更加珍惜睡眠时间，停止思维而很快入睡。

2.盐水洗足，按摩涌泉

临睡前，在洗足水中加盐一匙，洗净后，用手擦足底心的涌泉穴，涌泉穴位于足底心凹陷处，左右各擦几十至几百次，逐渐增加次数，有宁心除烦的功用。

3.选择合适的睡眠姿式

向右侧卧，右腿在下曲屈，左腿在上伸直。这个姿势颇有讲究，称为“卧龙势”，认为可固肾保元、养心安神。

4.晨醒即起莫赖床

即早晨睡醒后立即起床，不可辗转贪睡。这样能使工作时精力充沛，睡眠时酣畅充分，有利于神经兴奋和抑制过程的平衡协调。

5.饮食方面须注意

早餐不宜过饱，可使白天少打瞌睡。而晚上睡前喝一杯热牛奶，有助于睡眠，但不宜喝得过饱。

6.放松疗法

去掉或松开紧身的衣物，如发卡、腰带、胸罩。上床后如感身体某些部位不适，可轻轻自我按摩，然后自然地深呼吸，放松四肢，将注意力集中足底，也可集中于脐下3寸处的丹田，设想全身舒坦、松弛，切忌强行屏气。

走掉压力，一身轻松

激烈的竞争，快节奏的生活，残酷的淘汰，现代人背负着压力前行，生活在焦虑与矛盾中，不但心理上受到影响，而且身体也日益疲惫。因此，如何摆脱压力就成了现代人的必修课。摆脱压力最简便的方法，就是每天快步走30分钟。

有时候，事情的进展并不像想象中那么顺利，这时候，与其坐在那儿冥思苦想，不如放松身心，慢慢地体会一下步行的妙处。

四十多岁的孙先生是一家民营公司的老板，他坦言别看自己开奔驰、住别墅，承受的压力也超出常人数倍，企业经营的好坏已不仅仅是一个人的事情，后面还有几百个工人和他们的家属。商场如战场，作为一名老板要学习应付的事情太多了，不进则退。竞争是每一个商界成员赖以生存的法则，原地不动，你会被超越；发展缓慢，你会被超越；脱颖而出，你仍有可能被超越。最近，孙先生明显感到了企业发展的瓶颈，业绩没有增长，甚至出现了下滑的迹象。巨大的压力，让他有时觉得企业像是一个囚笼，都不想去自己的办公室办公了。

还有一个例子。某天，一个学员找到我，向我倾诉他近来身处困境："工作不顺心、身体不舒服、心情郁闷"，希望我能给他一个好用的"处方"。我认真地听完他的诉说后，斥责他说："你这家伙，还是先学好走路吧！"答非所问？不是。真的是这样，把走路学好了，问题自然也就解决了。

当事情进展不顺利的时候，想法就会变多、思考会变得复杂。而当这些复杂的想法在大脑中相互交织缠绕的时候，就会不可避免地发生冲突，并产生烦恼。平时一天就能解决的问题，在这种情况下可能要折腾上好几天。身处其中的人被这种琐碎的烦恼困扰，最后搞得自己狼狈不堪，还错过了真正重要的事情和机会。

可以这样认为——所有问题的产生都是因为精力不足、缺乏能量。所以，通过步行，在日常生活中积累能量是非常必要的。自己体内能量增多了，顾虑和忧愁自然就消失了，即使存在暂时无法解决的问题，也会产生能够克服这个问题的自信心。

最愚蠢的莫过于抓住烦心事不放的人。就像学生在考试的时候，最忌讳的就是把时间都浪费在前面的难题上，结果后面简单的题目也没时间做。碰到难题就暂时把它放在一边，先把容易的问题解决掉，再回头去看，说不定难题也会迎刃而解。

我们在处理别的问题的时候，也应该遵循先易后难的原则，不能让没有头绪、扑面而来的杂念困扰，消耗你的能量，要耐心地等待，慢慢平静下来。事情进展不顺的时候就去走走，在行走的过程中不必要的想法自然会消失，即使无法从别人那里得到答案，自己也会最终找到解决问题的方法。用力于涌泉穴和脚趾慢慢步行，过一会儿，你就能感觉到脑子里那些纷繁、杂乱的想法都被你踩在了脚下，顿时头脑清醒、心境明朗。当新鲜的能量在身体的每个角落畅通无阻的时候，意识自然变得明朗，思路自然变得清晰，重要和不重要的事情自然会得以划分，判断力和观察力自然会得到提升，行为就会向积极进取的方向转变。

在生活中冷静应对各种问题的最好办法是什么？就是要修炼"心无杂念之身"。时刻保持精力充沛，有明确的方向，在这样的状态下才不会产生任何杂念。想一想运动之后的心情如何？是不是觉得身体轻松得像要飞起来？是不是心情格外爽朗，充满了活力？在这样的状态下怎么会有问题产生呢？即使有困难，也不会觉得是问题了。

【自助健康小贴士】减压小方法

现代社会的激烈竞争使很多人都被迫承受前所未有的压力，不但心理上受到影响，无形中也侵犯了人体的免疫系统，造成免疫力的下降，疾病、老化的问题出现。因此，如何摆脱压力就成了现代人的必修课，除了找出主要的压力源并予以正面的解决之外，还有许多解压的小方法。

1.放自己一个假

压力大到一踏进公司、一回到家中就感到心烦气躁，或是让自己局限于一个跳不出的人际范畴中而烦躁不安，这时就表示你应该到户外走走，远离眼前的噪音与刺激。偶尔放自己一个假，出外散散心，让自己的心情获得短暂的沉淀，是消除压力的好方法。

2.充足的睡眠

睡眠不足容易侵犯人体的T细胞，人体的T细胞是负责对抗外来细菌的。而且疲惫的身心更容易产生压力。一个有充足睡眠的人一定比经常性失眠的人压力耐受力大，并且也较能应付环境的变迁。

3.养成注意自己呼吸的习惯

工作一段时间后，给自己三分钟的时间，将两眼轻轻地闭上，将注意力完全集中在自己的呼吸上，并采用吐气比吸气长的腹式呼吸方式呼吸。如果经常坐着办公的人一定要记得常起来伸伸懒腰走动走动。

4.桑拿浴沐浴法

每天回到家中来个冷热水交替的冲浴，不但可以释放一天的压力，还可以使头脑清醒。

5.按摩放松身体

按摩可以使紧绷的身体、僵硬的关节得到放松，也可以减少肾上腺素的分泌，对于压力的释放很有效果。不管是自己按压身体紧绷的部位或是到健身中心来个 massage 都可以。

6.补充维生素

维他命中的 C、E、B 群，矿物质中的钙、镁等有助于对抗压力。如果你是甜食爱好者或是有吸烟习惯者、咖啡因过量的人更要注意这类维生素的摄取，以平衡身心的压力。

7.开怀大笑

根据研究，放开心胸的大笑可以减少压力荷尔蒙，使干扰素增加，有助于增强免疫系统。据报道，新加坡某公司为了激励员工士气与消除员工的工作压力，而安排了一个教导员工如何开怀大笑的课程。平时看看喜剧或是看看笑话也是一个让自己神经松弛的好方法。

8.缩短沮丧的时间

遇到挫折时最怕的就是打击到自己的自信。如果您是正在待业中的失业人员，为了适应环境的变迁，重新评估自己的价值是很重要的。不要期望过高，尽量缩短待业的时间，尽快重新找到自己的定位与自信。因为根据研究，乐观自信的人，免疫细胞中 T 细胞较活跃也较多，不但在免疫功能上较健全，还可以提升对压力与挫折的耐受力。

步行抗小病，自愈力抵抗力全升级

你知道自己的免疫力够强吗？你知道如何增强免疫力吗？你知道什么是"天然流感疫苗"吗？预防感冒你是首选流感疫苗吗？其实，只要每天坚持走一走，流感不用怕，还能拥有取之不尽、用之不竭的最佳免疫力。

您是否动不动就生小病呢？

每次别人得感冒，您总是会跟着受传染？

一到冬天就手脚冰凉，特别怕冷？

就算穿得很多，还是比别人怕冷？

如果这些说法全中的话，您可要小心了。因为，您的免疫力很差。免疫力，简而言之，就是人体对各种疾病的抵抗力。一套健全的免疫系统有着防御、稳定和监控的功能。因此，免疫力要是受伤了，我们的健康也将受到威胁。

可是，作为健康和生命安全"第一卫士"的免疫力，它看不见、摸不着的，我们该怎样判断它是否受伤了呢？下面的测试将会给您一个答案。

免疫力小测试

用"是"或"否"回答下列问题：

您经常从事体育运动吗？

您常常冻伤手脚吗？

您从不为琐碎小事而心绪不佳，哪怕一点点时间也能用于休息吗？

您一年不少于4次感冒吗？

您有点毛病就得吃药吗?

您的食谱里包括大量的蔬菜和水果,冬天和春天还补充维生素吗?

您是个善于交际的人,有许多朋友吗?

您爱情很甜蜜,家庭生活很幸福吗?

您喜欢新鲜空气,经常散步吗?

您吸烟吗?

您时不时喝一小杯好酒吗?

您生活在城市里吗?

您很注意自己的体形吗?

您经常使用公共交通工具吗?

您在一个大集体里工作吗?

您每天都喝足够多的水吗?

您的工作很紧张,家务活也很繁重吗?

您多数时间是在温暖的房间里度过的吗?

计分标准:

1、3、6、7、8、9、11、13、16 题的回答"是",得 1 分;2、4、5、10、12、14、15、17、18 题的回答"否",也得 1 分。

计分等级说明:

1~6 分:可以说,您的免疫力为零,因此经常得病。您需要尽快去医院寻求医生的帮助。需要高度警惕!

7~12 分:您的防卫系统有些问题,应尽快改变生活方式和饮食习惯,多呼吸新鲜空气,多吃富含维生素的食物,并补充多种维生素。赶快调整!

13~18 分:您的免疫力很强,疾病绕着您走,即使有点不舒服,也容易恢复。您关心自己的健康，精力充沛。继续保持！

我的很多朋友都做过这个经典测试，其结果大多在7~12分之间，于是朋友们都很担心地问我怎么办？要不要吃药滋补身体？其实，再多再好的药都不如咱们的老方法——走路。

作为北方人，宋先生常年忍受着流感的威胁。以前，稍不小心就会被传染感冒。但是，现在却完全相反，一年到头，他基本上不感冒，偶尔被传染一次，也不用吃药，两天肯定能好。

宋先生觉得有些奇怪，自己的身体变化为什么会这么大呢？经过反复的思考，宋先生发现，感冒次数的多寡跟自己的工作有很大关联。自己以前担任公司主任，整天坐在那里，几乎没有出过办公室。而现在则不同了，需要经常外出，大部分时间都在外面奔波，进而在无意间锻炼了自己的身体，使免疫功能大幅度提高，才使自己很少感冒。最后，宋先生竟然也总结出了自己的经验：养成每天快步走的习惯，每天疾走两次，每次15~20分钟。

为了预防流感，大多数人会选择到医院注射流感疫苗，或者服用感冒药。其实，所有感冒药都是用来改善感冒症状的，目前全世界还没有研制出能直接消灭感冒病毒的特效感冒药。不过，我国华中科技大学协和医院的李洪博士向大家提供了一个不需花钱的"天然流感疫苗"，那就是多喝水、多走路。

"天然流感疫苗"为什么这么神奇？专家解释说，走路运动可以增强机体免疫系统抵抗疾病的能力，而喝水则能将流感病毒实时通过排便和出汗排出体外。根据《广州日报》报道，阿巴拉契亚大学健康与运动学教授戴维·尼尔曼表示：如果每天多走些路的话，就会增强免疫力。

美国华盛顿州西雅图 Fred Hutchinson 癌症研究中心的公共卫生科

学部最近在《美国医学期刊》公布了一项对115名年长妇女进行长达一年的调查研究，研究发现，每天健走45分钟的妇女，比一周只做一天伸展运动的妇女，感冒的次数少许多，在研究的最后三个月情况更明显。负责这项研究的资深研究员伍瑞克表示，进行适度健走运动无疑能够提高人体的免疫力，因此不需借助外力即可击退流感病毒，虽然许多妇女后来每天只健走30分钟，但成功预防流感的效果仍很明显。因此，他建议人们要以每日健走来提高免疫力，达到预防感冒的目的。

荷兰专家对120位平均年龄为79岁的老人进行了研究，给其中一半的老年人服用维生素，另一半老年人只运动而不吃维生素。17个星期过去后，怪事出现了，很多只吃维生素的老年人虽然身体健康，但感冒率仍为89%，并未增加免疫力，而那些只做运动的老年人，感冒率减少到了23%，免疫力得到了大大提高。这说明，即便您到了80岁才开始运动，都有可能增强免疫系统功能，并能减轻病情。

因此，我们建议朋友们不要着急，与其把钱浪费到所谓的“灵丹妙药”上，还不如每天坚持步行30分钟，这样才是省钱又省力的好方法。同时，咱们提高免疫力也要讲究时间，最好是“夏练三伏，冬练三九”。因为复杂的气候环境将会给我们的身体带来刺激，产生有利影响，要不，怎么冬泳的人和冬季赤身爬山的人很少得感冒呢？道理全在这里头。

但是，在进行走步锻炼时，也有一些要注意的地方。运动时应注意适度，如果运动过量的话将适得其反。要选择那些阳光充足、空气流通的地方。如果是在室内进行的话，则应选择空气流通而清洁的地方。而且，在进行走步锻炼的时候，也不应过量和过于剧烈，因为，一次过量的运动反而有可能降低免疫力。对于非专业的运动者来说，进行长期的适量运动，效果要好于短期过量、过于剧烈的运动。

从今天开始，您不妨试一试走路吧，它会助您踏上驾驭健康的愉快征程，让您拥有取之不尽、用之不竭的最佳免疫力。

走出内在好环境，体内物质更平衡

好不容易降下来的体重，一下子又胖回去了；总是疲倦乏力，精神不振，注意力难以集中，到医院去检查，却又查不出什么病；油油的脸上，长满了“痘痘”，您身体的酸碱度也许正在失去平衡。随着年龄的增长及外界因素的影响，人体内垃圾和毒素日益增多，严重破坏体内平衡，造成体内组织功能紊乱，导致便秘、高血脂、食欲不振等现代文明病。步行是恢复体内平衡的好方法。

科学家曾对人体的内环境做过分析，发现健康人的血液一般都呈弱碱性，也就是说 pH 值在 7.35~7.45 之间。这是因为人类在长期的适应过程中，体内已经建立了完整的缓冲系统和调节系统，以保证内环境（主要是血液）的酸碱平衡。可是，这样的平衡万一遭到破坏时，人体会怎样呢？

相信很多朋友有这样的体会，好不容易降下来的体重，一下子又胖回去了；总是疲倦乏力，精神不振，注意力难以集中，到医院去检查，却又查不出什么病；油油的脸上，长满了“痘痘”；夏天时，要是被蚊子咬了，就容易留黑斑……如果上列情况有与您相符的，可得当心了，因为您身体的酸碱度也许正在失去平衡。

然而，对于这些无关痛痒的小病，我们也不必大费周折到医院去花上一笔，完全可以通过运动来进行调节。

生物学上，把一定外部环境范围内生物体或生态系统得以维持体系内环境相对不变的状态，称为体内平衡，又称恒定。大而观之，体内平衡包括以下内容：

性质	主要相关器官	重要性
温度	皮肤、肌肉	确保酵素在适宜的环境工作
葡萄糖浓度	肾上腺、胰、肝	维持肌肉、脑部活动
水份	肾	
盐肾	皮肤	

由上表我们可以看出，当发热时，体温上升而流汗降低温度的状态是一种体内平衡；而吃过饭后，葡萄糖升高，促使胰脏分泌更多胰岛素，降低葡萄糖浓度的情形也是一种平衡。人体的各个器官，时时刻刻都在考虑如何通过新陈代谢来保持平衡。

不过，到底要如何促进新陈代谢？促进新陈代谢对身体绝对是好事吗？不管您和“新陈代谢”这名词熟不熟，接下来我们将和您一起重新了解“新陈代谢”。简单来说，新陈代谢就是人体为了维持生命和修复功能，所进行的一系列吸收、消耗、转换能量与储存的过程。然而，令我们感到棘手的是，每个人的新陈代谢都不相同，所以才会有体重只升不降，痘痘布满面庞的不同表现。随着您年龄的增长，新陈代谢的速度原则上只会越变越缓慢。因此，要让接近 30 岁的人的新陈代谢速率恢复到 18 岁，方法只有一个——运动。

由于生活环境的改变，现代人“动”的机会越来越少，甚至连小朋友都不愿意爬楼梯而选择坐电梯，至于成年人，坐着躺着或是面对电脑的机会更是多了好几倍。因此，难免就出现肠胃功能失调、手脚冰冷、四肢僵硬等内环境失调的状况了。

所以，我们要随时随地把握机会多动一动，即便是走走路，或者听着音乐扭扭腰、跺跺脚，都能促进新陈代谢，维持体内平衡。当然，如果条件允许的话，我们最好能适当增加运动强度"出出汗"。因为人的汗液中98%是水，2%的成分中含有尿素、尿酸、乳酸、盐分等，如果"口重"的人不出出汗，那么多余盐分无法排出，最终的结果是患高血压病、高脂血症、心脑血管疾病，因此，让自己多出汗是排出体内盐分的一个非常重要的途径。

最后还给您提个醒，无论进行哪种身体活动，都别忘了运动过程中及时补水，如淡盐水或运动饮料。建议您每 10~15 分钟喝 100 毫升左右，运动结束后再补充 100 毫升，这样就能及时促进毒素的排出，更有利于维持体内的酸碱平衡。

【自助健康小贴士】"食物酸碱平衡论"无科学依据

"吃"是我们生活中的重头戏。然而，这些年来，关于食物酸碱平衡的说法不断出现在科普文章中，宣传"选择食物要注意酸碱平衡"。

从营养学的角度来看，《中国居民膳食指南(2007)》告诉我们，这些说法是缺乏科学依据的。

首先它犯了一个逻辑错误，如果纠正"酸性体质"就可以预防慢性病，每天服用小苏打(碳酸氢钠)不就可以解决问题了吗?

其次人体已经在长期适应饮食的条件下，建立了一套完善的调节系统，健康人血液的 pH 值并不会因食物而发生改变。因而"选择食物要注意酸碱平衡"是不值得提倡的。

在我们的饮食中，应该确立提倡"食物多样、谷类为主、粗细搭配"的平衡膳食原则。这样，我们在享受食物美味的同时，也汲取了充足而合理的营养，体内自然就平衡了。

糖尿病人更需走路疗身

现在，糖尿病在世界范围内的发病率逐年增高，而且患病年龄越来越提前。我国已经成为糖尿病发病高发国，位居世界第二，仅次于印度。产生这种现象的重要原因是大家吃得多吃得好，动得少，这样造成了热量积累很多，消耗很少，影响了血糖的代谢。步行锻炼则可以让你动起来，降低血糖。

糖尿病是现代社会的常见病之一，主要发生在中老年人群中，近10年来发病人群的年龄有下降趋势。糖尿病产生的主要原因是身体内的胰岛素分泌不足，体内各种营养物质尤其是糖类的代谢发生紊乱，导致血糖浓度升高。

糖尿病分为两类：一类是胰岛素依赖型，它是由于胰岛素绝对不足导致的糖尿病，多发生在青少年身上，通常被叫做I型；另外一类是非胰岛素依赖型，它是由于胰岛素相对不足引起的糖尿病，通常被叫做Ⅱ型。

35岁的李娟似乎在健康和生活方面都有些失控。102公斤的体重对于身高163厘米的她来说实在太重了。她患有糖尿病，必须通过注射胰岛素来控制，这种情况已经持续3年了。她还得服用一些治疗高血压、甲状腺机能低下和足部疼痛的药物。此外，为了治疗夜间腿部痉挛和食道逆流，她还需吃奎宁类和其他一些药物。另外，她还有酗酒的毛病。

每当起床的时候，她都有一种疲惫的感觉。后来，在一位同事的建议下，她加入了一个治疗项目。当她的状况开始好转的时候，她偶然听别人提到走路能治病的事情，就咨询了相关专家，专家建议她可以先绕着街道走路。

随着时间的延长，李娟的锻炼行程延长到了每天 4~5 公里，环绕好几个街道，还包括上山、过桥等。李娟每天都尽量走，但并不过度。有时候，她喜欢听着音乐走路，这样可以减轻压力。另外，她还开始了上肢锻炼。

因为患有糖尿病，所以李娟必须遵循特殊的饮食指导。但是经过步行锻炼，她的情况还是得到了很大的改善。两年后，她的体重降到了 56 公斤。夜间腿部痉挛和食道逆流的问题都消失了，她也无须再为高血压和足部疼痛吃大量的药。她的医生也把胰岛素的剂量从 38 单位降至 18 单位。最后，她还戒掉了酗酒的嗜好。

李娟从未想到走路会对她的健康有如此惊人的效果，"你看，我现在感觉好多了！"这句话几乎成了她的口头禅。

步行可以减少脂肪、降低体重、增加糖耐量以及胰岛素敏感性，进而达到降低血糖的目的。而在所有的运动中，步行也是最安全、最简便，同时也是最易坚持下来的运动。

体重超过正常体重 40%的人，比体重正常者早逝的几率多两倍，这也是与肥胖及糖尿病等疾病有关的。美国糖尿病防治计划中心对 3234 位高危险性糖尿病患者所做的实验显示，在让他们参加走路运动，并保证每周最少进行 2.5 小时的走路运动后，他们的体重平均减轻 5%~7%，而延缓或防止糖尿病Ⅱ型发生的几率则高达 58%。步行锻炼能够稳定糖尿病的病情，并促使其稳步下降，这是因为经常进行步行锻炼，胰岛素的分泌得到改善，血浆中的胰岛素含量降低，从而减少非运动器官的细胞对糖的利用。

步行锻炼能够促进血液循环，血液流速加快，血流量加大，能够加强细胞对胰岛素的敏感度，提高胰岛素与细胞膜上的受体的结合能力，这样即使血液中的胰岛素含量比较低，但也依旧能够维持血液中葡萄糖的含量保持在正常的水平。

步行锻炼还可以使血液中高密度脂蛋白的含量增加，减少低密度脂蛋白在血管中的积累，从而加强人体对血液中游离脂肪酸的利用，减少对糖类分解的依赖性，从而可以缓解因为胰岛素不足导致的糖类代谢紊乱的情况，使其逐步达到正常人的水平。当紊乱的糖类代谢重新恢复正常时，就可以从根本上治愈糖尿病。需要指出的是，这种行走锻炼的运动疗法，对于非胰岛素依赖型的糖尿病患者的治疗效果比较好，对于胰岛素依赖型的糖尿病患者来说，因为胰岛素的不足是绝对的，如果不注射胰岛素，运动会使血糖失衡的情况加重，从而导致高血糖，严重时会导致酮症酸中毒。如果注射过量的话，有可能引发低血糖。因此，胰岛素依赖型的糖尿病患者在进行步行锻炼的时候，一定要把握好胰岛素的注射量。另外值得指出的一点，步行锻炼并不是所有的糖尿病患者都适合，血糖代谢紊乱不是非常严重的、身体情况还比较好的轻度和中度糖尿病患者，利用行走锻炼能够取得不错的效果。如果是重度的糖尿病患者最好不要参加行走锻炼，那样反而适得其反，使病情加重。

糖尿病患者如果想通过步行锻炼取得更加明显的治疗效果，就应该注意以下几个方面。

1.步行锻炼与饮食疗法、药物疗法相结合，这3种方法是今天治疗糖尿病的主要方法

糖尿病并不是一种能够迅速治愈的疾病，它需要长期的治疗、调养。在治疗期间，患者应该先控制饮食，减少含糖食物的进食，同时利用药物将血糖和尿糖控制在一个稳定的水平，然后再进行行走锻炼。这3种治疗方法互相配合，才能取得更好的疗效，否则容易导致血糖和尿糖的再次升高。

2.步行锻炼之前先做体检并根据体质选择合适的锻炼强度

因为步行锻炼会加重身体各组织器官的负担，尤其是心血管系统和代谢系统。为了保证行走锻炼的过程中不出现意外，糖尿病患者在锻炼之前最好先进行体检，判断自己适合哪种强度的行走方式。只有运动强度合适，才能起到降低血糖和尿糖的作用。运动强度最低的是散步，速度是每分钟50步左右，运动时间在半小时左右；稍强一点的是一般步行，速度是每分钟80~100步左右，运动时间在20分钟左右；强度再大一点的是快速走，速度是每分钟120步左右，运动时间在15分钟左右。行走的强度要根据患者身体情况的承受能力而定，体质好的还可以进行上楼梯、跳绳等运动；体质稍差者最好进行慢步走。

3.采用胰岛素治疗患者何时步行锻炼

采用胰岛素进行治疗的患者，在注射完胰岛素之后，但还没有吃饭之前的这段时间，不宜进行步行锻炼，以免造成低血糖。

【自助健康小贴士】糖尿病患者吃什么

糖尿病的治疗首先是降血糖，所以吃什么降血糖就成了患者首先考虑的问题。

临床研究表明，糖尿病患者宜食五谷杂粮。粗杂粮如莜麦面、荞麦面、燕麦面、玉米面富含维生素B、多种微量元素及食物纤维。糖尿病患者长期食用可收到降低血糖、血脂的效果。

食豆类及豆制品对于糖尿病患者控制血糖也是非常有效的。豆类食品富含蛋白质、无机盐和维生素，且豆油含不饱和脂肪酸，具有降低血清胆固醇及甘油三酯的作用。

另外患者也可以吃一些苦瓜。苦瓜提取物有显著的降低血糖作用，苦瓜片治疗糖尿病的有效率达79.3%。苦瓜可煎汤或做凉菜，也可绞汁或晒干后泡茶饮。另外洋葱、香菇、柚子、蕹菜、南瓜等既可做菜食亦可收到降低血糖的作用，是糖尿病人理想的食物。研究还表明，海带、木耳、鱼等食物对于降血糖有着很好的作用。

血糖的高低和患者的饮食联系密切，吃什么降血糖的有关知识，糖尿病患者应该更多地了解才好。

对抗癌症，走一步赢一步

今后数年全球癌症病例将会高度增加，如果世界各地不采取积极的预防措施，这样的趋势将无法避免，到2020年，癌症发病率将可能比现在增长50%，并将新增1500万病例。这些可怕的数字应该引起人们高度的警惕。癌症已经成为人类健康的头号大敌，我们应该如何预防呢？

各种各样的癌症，如食管癌、胃癌、乳腺癌、肝癌等，越来越严重地威胁着人类的健康，人类至今还没有找到一种根治各种癌症的方法。但是，随着医学的发展，人们已经找到了有效的防治方法。现在，医学界已经有了几个可靠的研究报告，这些报告可以充分证实走路运动可以减少人们罹患癌症的机会。

英国最近公布了一项研究成果，步行或者骑单车上班、上学以及其他类似的运动，都能够降低罹患癌症的风险。研究人员表示，长期坚持有规律的物理运动能够十分有效地预防许多种类的癌症。他们还补充说明，步行就是一种非常好的运动方式。

为了评估步行对罹患癌症几率的影响，研究人员对931名癌症患者以及1552名健康人员组成的对照组进行了比较研究。所有参与者的年龄都在30~70岁之间，结果显示，每天保持一定时间步行的人，罹患癌几率要比不进行此类运动的人低50%，而至少保持35年运动的人则要低69%。试验认为，这个发现揭示了低运动量是导致罹患癌症几率增高的重要因素，即使是罹患癌症风险相对低下区域的人们也是如此。

波士顿布利根妇女医院研究员霍姆斯也表示："运动可预防许多疾病，包括乳腺癌在内。不过我们发现，诊断出罹患乳腺癌后经常运动的女性亦可以降低死于乳腺癌和乳腺癌复发的危险。"研究结果显示，每周走路3~5小时的女性死于乳腺癌的危险比每周运动不到一小时或完全不运动的女性低五成。也就是说，一周就算只步行1小时也可以提高存活率，不过每周运动超过5小时并不能进一步提高存活时间。另外，美国疾病防治中心建议：所有人每天应该至少做30分钟中等强度的运动，每周5天。采纳这项建议的乳腺癌患者存活时间会延长。而且，他们还表示罹患乳腺癌的女性每周至少走路1小时，其击败病魔的几率高于完全不运动的患者。如果被诊断出罹患乳腺癌后减少运动量，也将降低存活率。

在美国范德比特大学研究中心，由马修所领导的研究组和来自我国上海癌症研究所的同事，在把974名30~69岁的上海女性的研究数据，与其他相似年龄层的女性进行比较后，得出了一个结论，那就是，每天步行60分钟以上的女性，罹患子宫内膜癌的几率要低30%~40%。走路运动使妇女罹患癌症的几率大大降低。那么男性与运动的关系又如何呢？

在另外一组研究中，研究人员也对男性的走路运动与癌症做了调查。他们也将调查的对象划分为活跃者和安逸者两种类型，然后以罹患大肠癌的几率来比较两组的不同，结果自然是喜好走路运动的人比安逸者较少罹患大肠癌。

对于这个结果，专家认为，走路有助于促进胃肠的运动，而大肠癌的致癌因素都集中在食品和消化液中，如果能够加强肠内容物的运动，减少致癌因子与大肠黏膜的接触时间，大肠癌的危险性就会降低。粗纤维食品预防大肠癌的发生，就是这个道理。运动使大肠蠕动增加，进而使大肠内容物加速排出，使得罹患癌症的几率下降。

美国哈佛大学公共卫生研究院的劳斯医生曾做过一项研究。她从哈佛大学挑选了5398名在1925~1981年间从哈佛毕业的女生，把她们分为"活跃组"和"安逸组"两组，她让"活跃组"成员经常以每天步行2~3公里的强度进行走路锻炼，而另一组则很少进行走步运动。等到多年以后，再观察这5398人在后来罹患子宫癌、子宫颈癌、卵巢癌和阴道癌的情况。劳斯医生发现，运动活跃者人群中罹患上述癌症的几率仅为"安逸者"的40%，也就是说，不喜爱运动的人，在后来罹患上述癌症的病例数是喜欢运动的人的2.5倍。更令人惊奇的是，无论这两组人是否有抽烟的习惯，或曾服用避孕药和雌激素，或近亲中是否有人罹患过癌症，所有因素都对两倍半这个比率没有影响。而且，劳斯医生还特别指出，"活跃组"的走路运动并不是那种剧烈的跑步，只是持续每周都参加一些健步走、散步之类的活动。

那么，走路运动为什么能减少罹患癌症的几率呢？目前人们还无法从医学理论上给予非常详细且合理的解释。关于劳斯医生的试验，有一种说法是，劳斯医生所研究的癌症种类，都多少与雌激素有关，而活跃组的女士们体内所产生的雌激素较少，因此，喜好运动的女士们就减少了罹患这些癌症的机会。还有科学家们通过资料推断是由于运动影响了人体一系列的复杂运行机制,包括缩短小肠的传送时间以及增强免疫系统功能等。虽然这种说法只是推测,但这些研究所显示的数据,却是明确且无可辩驳的,进行恰当的走路运动,确实可以增进人体健康,而且对很多疾病而言,走路可能是预防甚至是治疗的一个有效途径。

现在,越来越多的科学家都表示,走路是一种极好的健身运动。但走路运动如果想要收到良好的效果,首先必须保持适当的运动量,其次是要持之以恒,切不可半途而废,而且最好还要尽早养成这种良好的运动习惯。

人们一般认为癌症患者应该好好休息,不应再从事任何运动,以避免其他伤害。但许多研究结果显示,有适度运动的患者在癌症治疗和精神抗压上,表现出的效果都比没有运动者来得好。由此可以确定,运动对癌症的复原有莫大的帮助,所以,我们建议癌症患者从事适量的运动,以促使身体活动来帮助复原。

另外,走路运动还会给人的心理上带来益处,使人们心中的压力得以缓解,这样可以减少压力对人体免疫系统的影响,这可能也是运动使罹患癌症几率减少的原因之一。

不过,癌症患者在决定走路之前,一定要事先告知自己的主治医师,并共同商讨你的状况是否合适此项运动。而且,患者还不要过度暴晒于阳光下,这可以防止皮肤癌。如果在身体感到疲劳时应立即停下,并做适当检查,尽量不要做剧烈运动。

【自助健康小贴士】预防癌症十条忠告

1.在正常体重范围内尽可能瘦;

2.每天进行30分钟到60分钟适当强度的身体活动;

3.避免喝含糖饮料，限制摄入高热量食物；

4.母亲对婴儿至少进行6个月母乳喂养；

5.每周食用红肉不得超过0.5公斤，避免食用加工的肉制品；

6.男性每天饮酒的酒精含量不超过30克，女性不超过15克；

7.多吃各种蔬菜和水果；

8.每天盐的摄入量不超过6克，少吃腌制食品；

9.避免食用营养品，但怀孕期间可服用叶酸；

10.癌症患者治疗后要严格遵循专家提出的营养建议，多进行体育锻炼，并保持适当的体重。

步行助消化，便秘痔疮远离你

便秘、痔疮都是非常烦人，又很难说出口的疾病，得了的人往往是哑巴吃黄连，有苦说不出，冷暖自知。那么，有什么好方法能防治便秘和痔疮呢？除了注意饮食外之外，进行适当的走步运动也是一个非常重要的方式。

吴先生罹患便秘已有多年了，经常是5~6日大便一次，便时十分艰涩，每次大便都需30~40分钟，腹部经常胀满，便后不减。常服通便类药品，其效果依旧不佳；后又改服中药，还是不见效果；改服番泻叶，每次用10克，大便虽通，但泻如稀水，泻后肛门坠胀，腹胀更甚，于是停服。如此反复，殊感痛苦。

在诊断期间，吴先生的症状是：脸色萎黄，四肢乏力，纳谷不香，知饥感不明显，食后常觉腹胀，自觉少气、短气。其大便形细而质软，大便虽至肛门，但迟迟不下，虽努力亦无济于事，便后腹胀不减。舌质淡胖，唇淡，脉濡细。证脉合参，脾虚之候明显，兼中气不足，治宜补气健脾，和胃助运。

吴先生在复诊时，医生用补气健脾汤治疗，嘱其在服药期间停服一切通便药，忌服生冷、油腻；若腹胀不适，用热水袋温敷，或以两手擦热，揉摩腹部，并让其进行散步锻炼。

经过一周左右的治疗，吴先生情况逐渐好转。大便一周两次，形略转粗，质仍软，但能顺利而下。半月之后，吴先生的大便间日一次，便形已粗，质转硬能顺利而下，且腹部亦不胀满。患者颇为欣喜，同时饮食有增，脸部亦有华色。因此，吴先生每次和人聊天时，都会忍不住地感叹道：“怎么也没想到，散步还有这么大功效”。

其实，预防与治疗便秘，除了多吃含膳食纤维高的食物、多喝水之外，进行适当的走步运动也是一个非常重要的方式。就像孕妇在产前，如果能够进行适当的走路锻炼，那么，不仅可以增进孕妇生产时所需要的体力以及产道肌肉的弹性，生产时能更有效地减少情绪与肌肉的紧张，帮助缩短产程，使得生产过程更加顺利。而且还可以促进血液循环、刺激肠蠕动，达到预防便秘的效果。我们在进行大步走的时候，若能再加上一些适当的肢体动作，比如腰部的扭动等，会有效刺激内脏的搅动，相当于“按摩”人体的心、肝、胃、肠等内脏器官，可以有效地预防便秘的发生。

对于便秘患者来说，要多做走路运动，进而刺激肠胃的正常蠕动，也可以让身心压力得到缓解，提高排便能力，预防便秘。具体来说，预防便秘可以在早晨或晚餐后到小区附近做些适当的散步活动，它可以增加腹壁肌肉和其他排便肌肉的收缩力量，产生预防便秘的作用。也可以每天定时竞走 20 分钟，在进行竞走的时候，可以连带一些甩手、扭腰等动作。

而且，还可以把运动融入日常生活中，上、下楼的时候多走楼梯、少搭电梯也可以达到目的。如果爬楼梯过于困难的话，在家里抬高大腿走动也可以，只要能够促使大腿的肌肉运动，都可以达到预防便秘的效果。这样做也可以促进体内食物的消化，加速新陈代谢，刺激肠胃的蠕动，使大便不至在体内停滞时间过长，形成引发疾病的毒素。还可以在搭公交车抓住吊环时，等待红绿灯时，坐在办公室时，无论何时何地，都可以扭动身体，进行刺激腹部运动。此外，慢跑、勤翻身、腹部按摩等方式都有预防便秘的效果。如做腹部按摩可从右下腹开始向上、向左，再向下顺时针方向按摩，每天 2~3 次，每次 10~20 回，效果甚佳。

江先生说："我罹患痔疮已经有十几年了，的确，人们都说'十人九痔'，没什么大不了的，但我还是碍于面子，总不愿去医院看病，而是从药房买点药自疗。结果，肛门出血问题越来越严重，有时候蹲下或放个屁，血都会喷出来。家人一边开我的玩笑说'你该穿纸尿裤了'，一边督促我赶快去医院治疗。可是由于种种原因，我一直没去医院。近年来，我没吃药也没动刀，却消除了痔疮。若论诀窍的话，我的诀窍就是走路，我几乎每个星期都会抽出一天的时间出去进行走步运动。几个月之后，我的痔疮便奇迹般地好了，再也没有发作过。于是，我就向医生咨询，医生说长期坐在办公室里的人，多走路的话，就能减低静脉压，防止肛周疾病，所以，你们也看到了，我现在几乎很少坐在办公室里，总会到厂房和同事们一起工作，多锻炼一下身体。而且，现在的我总是尽量多走路，自行车、汽车等，我都是能免则免。"

痔疮是指直肠下端粘膜和肛管皮肤下的直肠上、下静脉丛扩张、迂曲而形成的团块，当发生脱垂或出血等临床症状时称为痔疮。二千多年前的《黄帝内经》云："因而饱食，筋脉横解，肠为痔。"明确指出了痔疮的形成与饮食不节、起居不时、感受湿热等有关。而后世医家根据自己的临床体会及前人的经验，又进一步指出，病因与久忍大便、久痢久泻、酗酒、嗜食辛辣、年老体衰、妇人妊娠、久坐久行等都有极大关系。下面给大家介绍几项治疗痔疮的运动，以供大家参考：

1.单足站立

肛肠病专家经过长期观察，发现跛足的人罹患痔疮的极少。他们认为，因为跛足者走路时的特殊姿势，靠臀部力量出力所致。臀部与下腹肌肉的一张一弛，就能促进肛门直肠周围的血液循环，减轻痔静脉丛内的压力，对防治痔疮有意想不到的作用。所以，专家们提倡人们每天抽出 20 分钟来进行单脚跳跃或单腿站立，通常半个月以后，病症会有不同程度的减轻。

2.俯身爬行

医学专家们发现，四肢爬行的动物从不长痔疮。这是因为爬行动物的肛门直肠与心脏处于同一水平线上，静脉血回流畅行无阻，故而不会发生痔疮。他们主张痔疮患者每天早晚各爬行 150 米，在 15 分钟内爬完，不久后，痔疮可望减轻，如坚持下去，则可以获得痊愈。

3.收缩肛门

在进行走路运动的同时，如果能够将肛门肌肉群用力收缩的话，可产生挤压作用，能加速静脉血的回流，进而使痔疮的症状逐渐减轻，不再发作，最后萎缩乃至全部消失。而且，这种方法随时随地都可以练习，在吸气时用力向上提缩肛门，呼气时慢慢放松，每天进行 2~3 遍，每遍 20~30 次。

4.踮足收肛

根据测定，走动时双侧小腿肌肉收缩，每次挤压上回的静脉血量，大致相当于心脏每次搏动所排出的血量，故双脚被称为人体的“第二心脏”。痔疮患者每天早晚进行走路运动的前后，可有意识地做踮脚运动，以加速下部静脉血的回流，使痔疮症状减轻与消失。锻炼须在痔疮急性症状消退后进行。

具体方法是：采用站立姿势，双手叉腰，两脚自然张开，踮起足尖，同时肛门上提，持续 5 秒钟，还原。重复 10~15 次。

除此之外，平时还应注意纠正不良的生活习惯，消除致病因素，不要久坐、久站、久蹲等，才能收到预期的效果。没有痔疮的人，如能坚持上述锻炼，也可以预防痔疮的发生。

第六章

各走各的步伐，不同人群的步行健身叮咛

男人、女人、老人、儿童、工作白领、家庭脊梁、商务飞人，无论你的年龄、职业，你每天都要迈着脚步匆匆行走。但是，不同的人群有不同的步行方式。男人通过步行可以强健肌肉，更有男性魅力；女性通过步行可以使身形更加婀娜苗条；老人通过步行可以活络筋骨，延年益寿；儿童通过步行可以为增高助力；白领通过步行可以释放压力，焕发工作活力……

男人在步行中重拾体力与野性

你知道为什么阿诺德·施瓦辛格这么有异性缘吗？他的银幕形象总是充满力量感的，矫健的身手，发达的肌肉，非常具有男人味道。想像施瓦辛格一样获得异性青睐的话，就赶紧锻炼起来吧。

阿诺德·施瓦辛格是很多女性心目中完美的男人。很多男人有这样的困惑，为什么我拥有他一样的身高和戴上墨镜后酷似他的脸形，却没有他那样的异性缘呢？很有可能是您缺乏肌肉。阿诺德·施瓦辛格肌肉匀称、饱满、视觉感良好，在银幕上的形象非常具有男人的味道，这样的男人自然能拥有比您更多的异性缘。

缺乏肌肉不仅影响您的异性缘，甚至也影响您的健康缘。科学统计显示，男性在20~40岁时肌肉含量变化不大，但40岁后就开始以每年1%的速度递减，到了60岁，男性体内肌肉含量仅相当于年轻时的75%。这意味三点：第一是外在的，表现为发福。第二是内在的，成为男性心血管疾病高发的帮凶。当然最重要的一点是造成心理上的危害，当产生不知原因的腰酸背痛，甚至连上下台阶都感到吃力时，这还不够惶恐吗？

那么，男性应该如何拯救自己流失的肌肉呢？应该说，这个目标是有一定难度的，但是可以尝试接近它。

拥有肌肉的方法有很多种，如俯卧撑，哑铃、单双杠运动，扭腰伸展运动等。不过，中国男人平时锻炼得比较少，并不适合一开始就选择力量方面的运动。因此，我们只向您推荐一种方式，那就是步行。它不会像跑步那样给心脏带来负担，反而能让您脂肪减少、肌肉增多、线条优美、精力充沛，无论哪一条，都足以使您成为一个有男人味的男人。

下面，我们为男性朋友制定了一个一生的健身方案，如果您能按照方案执行，相信您也能逐步向施瓦辛格靠拢。

体质特征：事业上的拼搏、商场中的竞争、生活中的负担以及男人不同的生理状况，都将给男人带来很大的精神压力和体力消耗，所以男人的身体非常虚弱，迫切需要“补一补”运动。

方案目标：改善肌肉状况，恢复疲劳，减缓压力，保持旺盛精力。

最佳活动量：60 分钟/天，需连续进行。

最佳活动地点：野外。接触大自然，对缓解疲劳及减轻身心压力有很大的好处。

Step 1：改变男人一生的 6000 步

步行基本原则：研究发现，很多男人一天 5 小时或更长时间都处于坐或站姿，这样很容易发生静脉曲张。因此，我们工作时不要连续坐上两三个小时，应时常站起来走一走。周末的时候，可以约上朋友，或者带着自己的家人去野外步行郊游。步行时腿部的肌肉和关节、骨盆和腰背部的运动量都很大，所以应该对它们特别注意。关键是要加强膝盖和脚踝等脆弱区域的力量，这样可以减少受伤的危险。

趣味步行法：伸展脚踝

这个伸展动作来自瑜伽。在野外步行前，您可以站直，脚心并拢，然后双手握住脚踝，将脚跟尽量向身体方向拉，双膝向下压，坚持 10 秒钟，感觉舒服再延长时间。对男人来说，练习这一动作将十分理想，可以加强脚踝、膝盖和髋部的力量，并使这些部位更加灵活，让您的野外步行更顺利。

当一回侦察兵

如果您觉得野外步行太过乏味，可以带上地图和指南针，越过不被人所知的陌生地带，按顺序到访地图上所指示的各个点标，再回到终点。这将让您的健身更具刺激性，也增长了您野外生存的知识。

Step 2:6000 步还可以这样走

滑冰

滑冰可以帮助您锻炼身体的协调能力，还会提高男性的肺活量。同时，它还可以让您的腿部肌肉更加结实而有弹性，多做多有益。

高尔夫

高尔夫运动是和散步紧密结合在一起的，在一场高尔夫中，走路的距离会达到 6~8 公里，早已经超过了 6000 步，而挥杆的动作也能帮助您伸展身体，舒筋活骨。

骑马

骑马可以锻炼男性身体的敏捷性与协调性，调动起男人的全身肌肉，尤其是腿部肌肉。

【自助健康小贴士】给男人生活方式的建议

保护背部

大部分男性背痛的首发年龄是 30~45 岁，因此，男人最好不要经常弯腰捡东西，这样会使背部紧张，加大受伤的风险。如果您的工作需要弯腰，那么建议您使用长柄的工具，或将工作放在高一点的台子上来操作。

多吃蔬菜

大多数男人都爱吃肉，但至少在您的每餐饭中保持食用一些富含纤维的食物，多吃蔬菜，这样才能保持肠胃健康、大便通畅，并防止便秘引起的精神紧张。

不能不吃早餐

男人很少有吃早餐的习惯，即便吃了，也是大饼油条之类，这样的生活习惯非常不利于健康，久而久之，便会形成各类胃病，或引发便秘。

不能有病不求医

有一半以上的男人在生病时多是通过买药解决，甚至根本不理会身体的“小毛病”，因此，非常容易错过最佳的治疗时机，延误病情。

勤于锻炼

很少男人每周都固定时间锻炼，将近70%的男人几乎不锻炼，这非常容易造成疲劳、晕眩等现象，引发肥胖和心脑血管疾病。

女人巧借步行保养美好身姿

女人天生爱美，而且对美的追求也是无止境的。大多数女性朋友都非常在意自己的体形问题，粗壮的小腿、橡皮圈的肚子、蝴蝶袖胳膊都会让女性烦恼不已。想要解决这些烦恼一点也不难，步行就能走出曼妙身姿。

女人对美的追求可算得上人生的“终极目标”，经常去健身房进行各种各样的运动，活动量明显比男人多。遗憾的是，大多数女性朋友却不知道如何选择运动，往往跟随潮流选择了错误的运动方式，难免伤害了自己的健康。

张女士是一家外贸公司的职员，因为一直坐在办公室里，身体发胖了，于是她为自己办了张健身卡，准备做做搏击操、跳跳街舞什么的，觉

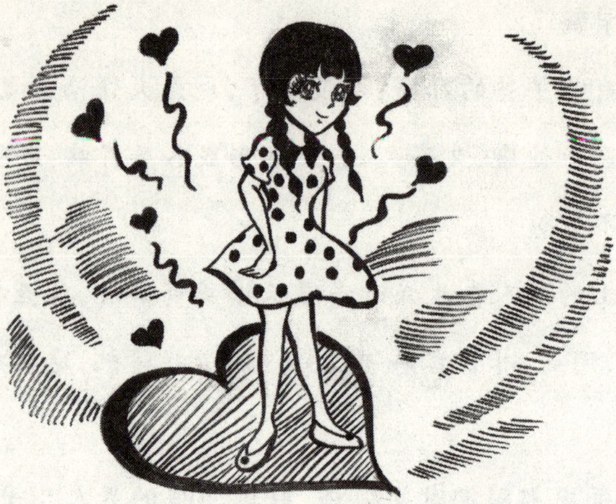

得既时髦又减肥。但是，当她真正去健身的时候，才发现这根本是个错误。平时她的工作很忙，而且一天下来被策划、开会、核算账目折腾得精疲力竭、头昏眼花，在忙了一天后，要她继续去健身房在跑步机上疯狂跑上40分钟，或者跳跳街舞，感觉脑袋都要爆炸了，而且身体也吃不消。

后来张女士求助了自己的健身教练。在教练的建议下，她选择了一些舒缓的活动，如普拉提、瑜伽等。虽然这些活动热量消耗不大，但轻柔的音乐、舒缓的动作不仅能消除疲劳，还使人变得从容，练完后从头到脚都很舒服。

事实，正确的健身观念正在于此。不论您是否去健身房锻炼了，只要自己每天都处于一种活动的状态，那么就意味着自己的健康开始回归了。现在，有越来越多的爱美女性选择走路减肥。但是，对于走路减肥的诀窍，你又掌握了多少呢？下面提供给你一些走路减肥的关键词，可以帮助你更好地达到走路减肥的效果。

1.10分钟

以前在人们的概念中，每次走路锻炼，必须要持续20分钟以上，体内的脂肪才能燃烧。然而，根据最新研究显示，即便是每次只进行10分钟的走路锻炼，体内的脂肪也仍然能够持续燃烧20分钟。研究中发现，经过10分钟的走路，体温仍然持续上升，表示脂肪燃烧仍然活跃，脂肪的燃烧过程并未停止，专家建议，可利用这段脂肪持续燃烧期进行其他日常活动，增加脂肪燃烧的活力。

其具体原因是，有氧运动不但有助于提升脂肪燃烧，而且还可以增加体内氧气循环，提高新陈代谢率。所谓的有氧运动，就是采用中、低强度的运动方式，再配合长时间进行，目的在于训练身体有更大的能力来使用氧气。规律的有氧运动可以增强肺部吸入和排出氧气的能力，对于消除体内不当的脂肪也有很大帮助。

2.空腹走路

在走路锻炼中，如果我们是以减肥为目的的话，那么在时间选择上，最好选择在早餐前空腹时段。早晨起床后，经过一夜的耗损（人处在睡眠状态，也会消耗很多热量以用于基础新陈代谢），体内已没有食物实时产生的热量了，所以，这时候走路，很容易燃烧脂肪，可以获得很好的减肥效果。

3.满脚走

所谓“满脚”就是说，并不是脚尖着地，而是整个脚掌都着地，以脚尖前伸出发，加上用小腹的力量，让腿部出力减弱，这样将力量用在小腹，自然会促使人挺胸，整个人会变得轻盈。

练习走路不是用两腿的力量，而是先把重心放在小腿，再练习“满脚”走和顺着直线走，这样走路才会沉稳不轻浮，也才能达到瘦身的效果。对于办公室的女性来说，这是种可以多多练习的好方法。

4.甩手走

上下班也是塑身减肥的好时机。每天都有一趟上下班的时间，如果不拿来瘦身实在太浪费了。走路时不要在意有没有人在看你，如果练习得当，自然会走得好看，那么人家看你其实也是在欣赏你了。

在生活中，我们经常会看到一些人在走路时将两手插在口袋里，这种走法是错误的。因为这样走的话两肩会收拢，走起来松松垮垮，一点好处也没有。走路时可以适当地甩动手臂，右脚向前迈出，左手自然向前摆，其中，特别是当膝盖伸直，脚向正前方迈开时，手臂会随着脚的动作自然甩出。而手臂甩的好坏，还要看手与脚的动作是否同步，因为在走这个动作中，手与脚，或者说手臂与脚有密切关系，如果手臂甩的比肩还宽，那膝盖就很容易弯曲。摆动时，大拇指以似触非触衣服为佳，在不受力的状态下，手臂甩动时，肘部自然伸曲。

5.注意走路的姿势

每天上下班，若能步行前去就最好步行前往。在步行锻炼中，姿势非常重要，走步时要做到：上身笔直，下巴前伸，抬高头，两肩向后舒展，挺胸、收小腹，臀部夹紧，千万不要弯腰驼背。

如果走路时不紧缩小腹，无论你走多少路，也无法刺激你的腹部肌肉，你的小腹就不会缩小。此外，驼背会破坏身体的平衡感，降低走路的运动效果。

同时，在走路时要展开膝盖，让伸直的膝盖在不受力的情况下行走。膝关节伸直了，步伐变大。至于步幅的大小，应使你觉得舒服为宜。还要记得让脚跟先着地，再将身体重心向脚尖转移，这样效果会更好。

最后，前脚向正前方迈出，脚的内侧足迹形成一条直线。一般人们总觉得脚尖多少有点向外撇。有时为了追求速度，向外撇点是有必要的。有的人慢步时脚尖也外撇，俗称“外八字”，这样走路较稳。

6.走走停停

最新研究显示，在步行过程中，如果能够分段进行，其减肥效果将会更好。例如：同样是为时2小时的健身运动，将其分成40分钟一次共做3次，所消耗的脂肪几乎是分成60分钟一次共做2次的7倍。这主要是因为我们在每次运动之后，体内可能维持最高新陈代谢速率至少12小时，体内囤积的脂肪也会在此时被迅速消耗。

另外，在减肥的人群中，有些人的工作相当忙碌，每天还有各种应酬，使得安排的减肥计划一次又一次地付诸东流。其实，瘦身并不见得必须要放下所有的事情，刻意去做，我们可以利用上下班途中等车以及乘坐公交车的时间锻炼一下，效果也是非常好的。下面，介绍一下忙里偷闲的减肥小妙招：

1.甩包锻炼

对于女性来说，每次外出通常都会携带手提包，在不妨碍别人的情况下，可以把它当成“微型运动器材”，以前后甩动的甩手提包的动作进行运动，锻炼手臂肌肉。不过，一定要注意的是，如果手提包太重的话，不仅容易损伤肩关节，而且还有可能误伤路人。

2.利用等车时间锻炼

生活在都市中的我们，每天都会遇到等车、等信号灯的情况，在这段时间里，很多人都无事可做、百无聊赖。其实，如果运用好这段时间，做些适当的锻炼，比如收腹练习，同样会收到很好的效果。具体做法是：将注意力集中在腹部，全力收紧，感觉仿佛肚脐贴近后背，持续6秒钟后还原。如此反复这些简单的练习，可增强胃肠运动，使腹腔内所有器官都受到按摩和刺激，减少腹部的脂肪，发挥减肥作用。不过，孕妇，患有心脏病、胃溃疡或十二指肠溃疡的人不适合这项锻炼。

3.坐车时的锻炼

当你坐公交车时，如果车上有座位，那么，这时候你同样可以做做运动。具体做法是：在座位上坐好，腿呈90度，脚跟固定不动，脚尖上上下下反复摆动，这个动作可以锻炼小腿的肌肉，让小腿线条更匀称。另外，坐着的时候还能够锻炼腹肌，你可以将双腿并拢抬至离地面约5厘米的高度，让腿悬空，尽量保持这个姿势，能持续多久就持续多久。

4.没有座位的锻炼

上面我们提到如何在公交车中坐着锻炼，并不是说没有座位的话就无法锻炼了。无论有没有座位，锻炼都是可以进行的，不同的只是方式罢了。因此，如果公交车上没有座位，那么你可以用手拉住车上的吊环，时而用力握紧，时而放松，反复做，就会使手腕变细。另外，还可以手握栏杆，一边数拍子，一边用力向内收腹，这种方法可以有效地达到紧缩腹部肌肉，使小腹肌肉变紧实的目的。

现在，采取步行的方法减肥的健身者很多，但专家指出：在这些步行减肥健身者中，至少有一半以上的健身者没有采取正确的方法，以至于减肥效果大大打折扣。而步行减肥者要注意的关键有以下几点：

1.注意步频，通常要保证一分钟140步以上。

2.注意正确的步行姿势。头部微微上扬，上身稍向前倾，肩膀放松，背部挺直，腹部收紧，脚跟先着地，步伐尽量轻盈，双臂可呈直角自然摆动，呼吸均匀，精神集中。

3.一段时间之后，可逐渐加大运动量。如：刚开始的时候你每天可以步行30分钟，速度可以稍慢一点，但在第二周的时候，每天可以增加10分钟的锻炼时间，步频方面也可以增加10%；一个月之后每天可持续40分钟，步频则增加50%。

4.要坚持不懈。短时间达到减肥效果显然是很难的，不要妄想一步登天，但只要坚持下去，一定会达到预期的目的。

上一节中，我们为男性朋友制订了一个健身方案，那么改变女人一生的健身方案应该是什么样的呢？

体质特征：女性的柔韧性要比男性好。但是在运动中，女性身体有几个部位更容易受伤，如颈部、上背部，再加上经常受焦虑情绪的困扰，使肌肉更容易处于紧张状态，因此选择一种合适的运动更为重要。

方案目标：增强体质，塑身消脂。

最佳活动量：3 次/天，每次 20 分钟左右。

最佳活动地点：大家推荐的地方。大家都推荐，说明这个地方已经被很多人验证健身效果很好。

Step 1：改变女人一生的 6000 步。

步行基本原则：建议女性朋友手拿着小哑铃或是矿泉水徒步行走，并在行进过程中注意手臂有一定的摆动，这样不但能保持身体的平衡性，而且在健走同时也锻炼了上肢的肌肉，有利于形体的保持。

趣味步行法：

上坡路，蹒跚走。上坡蹒跚走锻炼的是腿部肌肉群的耐久力和膝部关节的弹力。在行走过程中，上身微微向前倾斜，与地面保持一定的角度，两臂不许有过大的摆动，最好不要借助外力行走，以免伤害关节，尤其是手不要扶膝盖，脚尖先着地，脚的行进方向也不可向内侧或外侧移动，而是朝向前方。

下坡路，慢步走。下坡慢步走锻炼的是臀部的肌肉和腰腹肌肉，是对自身形体控制能力的训练。在下坡的过程中，身体要稍微向后倾斜，这样就容易控制行进的速度；手臂要有适当地摆动，为的是增加协调性；脚的方向也不可向内或向外,以免形成内八字或外八字。

Step 2:6000 步还可以这样走。

逛街。

对女性来说,最好的运动肯定是逛街了,大量的商品,能让您在不知不觉中消耗大量热能。

滑冰。

有助于锻炼身体的协调能力,在身体方面,它可以使您的腿部肌肉更加结实而有弹性。同时,滑冰属于大运动量的运动,它还会提高您的肺活量。

自行车。

和步行一样,这也是一项最易于坚持的运动方式,同时还可以锻炼女人的大腿肌肉和腿部关节,使您的曲线更完美。

老年人享受步行的悠然

衰老是每个人都要面对的事情,或早或晚。想要永葆青春怕是每个人的憧憬,古代帝皇就非常痴迷于长生不老药的制作,但世界上是没有长生不老药的。保持年轻除了要有好的心态,还要多锻炼,对于老年人更是如此。

每个人都会走向衰老,然而,我们常听到一些年长者说"老了不中用"这句话,其实,这样的观念是错误的。因为如果一开始便认定自己老了没用,那接下来的10年、20年,您也许就真的没有用了。

陈奶奶是63岁的时候，才开始意识到保持身心健康的重要性的。她喜欢的运动有很多种，比如游泳、打羽毛球和慢跑等。可是在三四年前，她开始感觉到背痛，老化的迹象似乎越来越明显，由于担心自己的健康，她停止了游泳和打羽毛球，开始了新的运动方式，包括步行、学瑜伽及打太极。每天陈奶奶都要进行这其中的一项运动，学瑜伽让她确保自己保持正确的坐姿，减少背部疼痛的机会，而太极让陈奶奶放松身心，步行则锻炼了她的腿部肌肉。这样，陈奶奶坚持了很多年，现在快90岁了，身体还是很硬朗。

事实上，长寿老人的活动量并不比一般的年轻人低。在老年人身上发生的衰老，就如同奔跑的时间一样，我们无法避免，但是如果能多做点运动，便能让时间“走”得慢些，延缓衰老。所以，绝不能老了以后在家里呆着，相反，要赶紧动起来。

改变老年人一生的健身方案

体质特征：步入老年，“零件”老化，身体各部位功能都会出现衰退的现象，代谢活动大大降低，呼吸系统、消化系统、血液循环系统、内分泌系统功能退化。

方案目标：结合自身健康状况及兴趣爱好，针对功能的退化，制订运动措施，以安全平和的运动为主。

最佳活动量：120分钟/天，老人活动以慢为好，所以活动时间要长一些。

最佳活动地点：家附近，安静的树林。

Step 1：改变老年人一生的6000步

步行基本原则：步行前腿部一定要充分放松，进行压腿练习。然后再开始缓慢行走，大约3分钟热身后，步频稍有提高，就可以使步幅比开始时稍大，并有意识地保持前进的状态，继续行走。步行结束前，可以逐渐降低步频，回到家后，在家门口活动膝关节，充分伸展放松。

趣味步行法：培养身体方向感的行走。即不断变换方向走10分钟左右，而且每个方向都要走5米以上的距离。同时，老年人应该以正确的步伐，用力摆臂向前、向后走。当老人侧面走时，两脚还可以交替行走。

培养身体平衡能力的行走。在往返5米的距离内，走5分钟，并且将双臂向左右分开，当感到平衡后，再慢慢走。

定量步行。这种步行方式很简单，就是根据您所需要的运动强度，确定距离、行进速度、坡度、中间休息次数和时间。60岁以上的老年朋友可指定为脉搏110次/分钟，每次步行30~60分钟，这样对减少腹壁脂肪、降低血压、增进身体的轻快感和听力有较好的效果。

Step 2:6000步还可以这样走。

老年人衰老以后，关节、骨骼都比较衰弱，因此受伤的几率也很大，所以，没有危险的活动即是最好的活动。所以，我们推荐老年人进行那些东方的古老运动，如太极、气功、钓鱼等等。在这些运动练身又练心，调神养气，对老年人的精、气、神协调有很大好处。

门球。老年人还可以打门球，这也是一项很好的活动，有益于与其他老年朋友之间的交流。

乒乓球。冬天天气寒冷时，老年朋友也最好别坐在家里不出来，而要适当增加一些运动量适中的有氧运动，如每周打两次乒乓球，不仅能协调眼手平衡，还能取暖，一举两得。

太极拳。太极拳中正安舒、轻柔慢匀、开合有序、刚柔相济，动如“行云流水，连绵不断”，静如如镜湖面，不起涟漪。这种运动自然又高雅，可体会到音乐的韵律，哲学的内涵，美的造型，诗的意境。在高级的享受中，使疾病消失，使身心健康。

儿童常步行成长自然加油

爱玩爱动是儿童的天性，小时候多运动多锻炼的小孩，长大了往往个子高，脑子聪明，因此，家长应该鼓励自己的孩子多运动多锻炼。但是，由于现在学业压力很大，而且电脑、网游等各种静止的娱乐设备占据了孩子很多时间，孩子变得不爱运动了，这种情况必须得到纠正。

有一种心理疾病叫“小儿多动症”，很多家长为此着急。实际上，您更该着急的是另一种疾病——“小儿少动症”。

有个叫钱旭的孩子在学校参加体检，之后老师通知妈妈，“您这孩子有扁平足，体重偏胖！”钱旭在家里“懒”得有点过分，要么坐着玩电脑，要么趴着看电视，连妈妈提醒他出去和小朋友玩都不情愿，这样一来就懒出毛病了。钱旭的妈妈带着孩子去医院，医生用器械矫正钱旭的平足时，他的抵触情绪很大，治疗效果并不好。没办法，钱旭的妈妈找到了北京的一位医学教授，希望能获得解决的方法，教授推荐钱旭尝试步行。

从那以后，钱旭每天提前30分钟出门，不坐公交车，而是采用步行的方式，走路上下学，坚持了两年。现在他成了班上的体育活跃分子，扁平足的问题已经得到矫正，而且比同龄孩子高了许多。

现在像钱旭一样的孩子有很多。上课、睡觉、坐在电视机或电脑前就占据了他们的绝大部分时间，上下学还要汽车接，几乎没有活动的时间。于是，孩子的腿部肌肉发育受到了严重阻碍，久而久之便形成了各种疾病。因此，为了健康，不妨让孩子从走路上学开始。

步行上学虽是百利，却有一害，那就是孩子的安全问题。那么，我们该如何避免让孩子受到伤害呢?

不要选择那些您和孩子都不熟悉的路线，相反，让他们走您所熟悉的安全线路。可以和孩子一起走一走，计算一下他应该到学校或者到家的大概时间，和老师“相互通气”，这是保证您孩子万无一失的第二条准则。最安全的方法是帮助孩子多结识几个“同伴”，一起走路去上学，这样不仅锻炼了孩子的身体，还培养了他与人交往的能力。如果您还是不放心，那我们教给您一个最方便的方法，和住在一个小区的家长拟定一个“轮流值班表”，每天轮流护送一批孩子去上学，这样就会万无一失了。

改变孩子一生的健身方案

体质特征：孩子正处于生长发育阶段，身体结构各器官发育都不成熟，因此造成他们肌肉韧带力量不够，影响了脊柱正常状态和功能。

方案目标：促进身、心、智的健康发育，使孩子体质增强，更为灵活。

最佳活动量：60 分钟/天，上学、放学各安排 30 分钟。

最佳活动地点：路面平整的场所，如人行道，较宽的马路，要避免沙尘大的马路，沙尘容易对孩子的呼吸道造成伤害。

Step 1：改变孩子一生的 6000 步

步行基本原则：孩子的身体特点决定了主要为他们增强耐力和力量训练，所以不能要求孩子慢慢走，而是要保持一定速度，即 1~1.5 步/秒。走之前 5~8 分钟，让孩子先做深呼吸和向前、向上的慢速伸展活动，这样就能消除步行后可能出现的身体和心理的不良反应。

趣味步行法：跟着时间表来走一走。大多数孩子都非常喜欢步行，如果孩子已经足够大了，那么我们应该让他一个星期至少步行 5 次。就步行的距离而言，孩子每增加 1 岁，就可以增加大约 1000 米的距离。

看不同的风景，走不同的路。之前我们说过，不要让孩子选择不熟悉的路线，但并不是说一定要走一样的路线。事实上，如果路途中有好看的风景，例如公园、河边和树林，那么我们可以利用沿途这些有趣的事物来培养孩子的观察能力。

我的路线我做主。也许对稍微大一点的孩子来说，他们更喜欢用地图来设计自己的步行路线。此时，您还可以教他们使用一些有“魔力”的小工具，带着计步器行走也许对孩子来说很有吸引力，或者通过在家制作表格，画出孩子的运动进展也很有激励的效果。

Step 2：6000步还可以这样走。

除了让孩子进行步行外，我们还可以让孩子在平时的游戏娱乐中多多运动，这样能起到加速体内血液循环，增强新陈代谢的效果。

增高运动促成长。跳绳、跳皮筋、打篮球这样的活动，可以促进骨细胞分裂，给骨骼一定的纵向压力；同时，我们还可以让孩子做一些抻拉、伸展性的运动，如单杠、双杠、吊环等，这些都能让孩子身体增高，速度加快。

游泳运动健全身。游泳时，孩子在水中所受的重力减小，更能运动全身，对孩子的脊柱的发育十分有利。

长跑滑冰也不错。如果是秋天和冬天的话，家长可以让孩子尝试长跑或玩滑板、溜冰，以提高心肺功能，加快血液循环。

【自助健康小贴士】给孩子生活方式的建议

最好在清晨和下午的时间进行走路锻炼。早晨空气新鲜有利孩子健康，而下午走一走，则使孩子大脑开始进入较为疲劳的状态，能让孩子晚上睡得香甜。

孩子行走时，家长应为孩子准备两件纯棉的衣服，当孩子步行出汗时，可在学校替换。

避免孩子空腹锻炼。因为在这种状态下活动，会因低血糖而损害孩子健康。此时家长最好能为孩子准备好食物，如饼干、面食、牛奶等等，并随身携带一瓶水，以补充活动时所需的能量。

每个孩子的体力水平各不相同，所以我们要为孩子预留出充足的时间，保证他途中能适当的休息，这样才能让孩子觉得走路是件愉快的事，而不是像赶骆驼一样，拼命地走。

别再趴电脑，青少年以健身代替电玩

像视力问题、颈椎病、鼠标手、孤僻等心理疾病是现在宅男宅女们最常见的疾病。一些像颈椎、腰椎病等原本属于五六十岁人群的常见病，也越来越多地出现在这些年轻“宅”一族身上。没有节制的“宅”，会对健康造成损害。年轻人应该走出“宅子”，多呼吸新鲜空气，多参加一些社会活动和体育锻炼。

因为网络的吸引，现在很多年轻人喜欢呆在室内，而忽视了自身的活动，其实这样的生活方式有可能带来不必要的麻烦。

小张去年大学刚毕业，在福州很顺利地找到了一份坐办公室的工作。年轻人精力都很旺盛，每天除了认真工作，还会跟同事在单位玩几下CS，不到半夜12点，他从来不收工。可是，就在两周前，小张发现他每次忙完要起身时，很难站起来，腰又酸又麻不听使唤，仿佛不是自己的一样，每次都要先用手撑住桌子，才能慢慢站起。于是，小张去做推拿，技师帮他捏了捏，建议他最好做个检查。结果小张到医院一看，查出了腰椎间盘突出，需要马上进行牵引治疗。

虽然现在年轻人的体质健康状况不断改善，可身体部分功能指标持续呈下降趋势。肌肉僵硬、萎缩，腰酸背痛现象逐渐增多，因此，更需要寻找一种不费劲并且效果好的运动项目。行走运动正是如此。

但很多年轻人没有把行走当成一种运动，认为行走不过是生活中的基本移动手段，没有健身效果。事实上，如果您掌握正确的行走方法并保持 6000 步以上的活动量，消灭“电脑综合征”也很简单。

改变年轻人一生的健身方案

体质特征：年轻人的生理特点在于各方面都处于鼎盛时期，无论是心律、肺活量还是骨骼的灵敏度及弹力都达到了最佳点。不过，如果现在不开始为今后的身体健康储备“健康资源”，那么很有可能“坐吃山空”。

方案目标：年轻人身体好，能力强，可进行任何形式的锻炼，关键在于加大锻炼强度，使身体变得更加结实。

最佳活动量：2 小时/天，可分两三次完成，即每次进行 30~60 分钟活动。

最佳活动地点：就近选择，在家或公司附近进行活动。

Step 1：改变年轻人一生的 6000 步。

步行基本原则：因为平时缺乏运动，所以要用循序渐进的方式进行走路训练。也就是说，我们一方面要保持 1.5~2.0 步/秒的速度，频率较快，同时步态要平稳，维持身体的平衡性。此外，年轻人应保持正确的走路姿势，挺直腰板，有力地挥动双臂，并且大步流星地走，这样能大大减少脊柱及关节的负担，长途跋涉也不会太累。

趣味步行法：像滚鸡蛋一样行走。为了避免肌肉僵硬、萎缩，腰酸背痛的出现，我们建议年轻人保持像滚鸡蛋一样的步伐前行。方法很简单，即脚后跟着地后，身体重心沿着脚后跟迅速移向脚外侧，然后像鸡蛋一样，按小脚趾附近到大脚趾的顺序移动。这样的方式，能使体重均匀分散在脚掌的各个部位，因此腰酸背痛的现象也就得到缓解了。

变速行走。就是自主地、有规律地变换您的行走速度，一会儿快一会儿慢。这样不同的运动强度将有效刺激神经中枢系统，使血液循环、心肺功能都得到增强。

Step 2：6000 步还可以这样走。

跑步、球类运动。年轻人的运动，应该以动作大、速度快的有氧运动为主，如跑步、踢足球，这样的运动强度很大，不仅能消耗大量热量，还有利于培养年轻人的拼搏意志。

游泳。水的作用能使肢体血液容易回流心脏，有效锻炼年轻人的肌肉。

瑜伽。如果是女孩，可以选择瑜伽。作为一种时尚的运动，瑜伽能修整身体的曲线，促进新陈代谢，非常有益。

【自助健康小贴士】给年轻人生活方式的建议

越来越多的老年病缠上年轻人，与现代社会外部环境污染以及人们的饮食、生活习惯息息相关。年轻人为了自己的健康，应该注意以下几个方面：

1.生活要有规律，避免劳累和情绪激动。

2.戒烟戒酒。

3.适度的锻炼。

4.控制食盐和食油的摄入量。

5.减轻压力、保持轻松愉快的心态、减少繁重的工作量。

6.合理膳食，多选择低脂、低胆固醇食物，拒绝含糖量高的食物。

走出格子间，上班一族的全天候步行计划

白领一族总是进出于高楼大厦之间，每天过着朝九晚五的生活，不仅承受巨大的心理压力，而且身体也在加班加点、压力疲劳中给拖垮了。如果还是继续这样的状态，不去试着改变，身体就要罢工了。所以，赶紧行动起来吧，为了自己的健康，加强锻炼。

徐琳是一家公司的职员，进公司前，就一直是位“病美人”，动不动就得上医院。但是一次突然的机会，她被“行走”撞了一下腰。原来徐琳的公司离住所不远，因此她常常为自己的“争分夺秒”而得意。后来，一个偶然的机会，徐琳起了个大早走路上班，由于自己的早到，她从容地整理好办公桌，然后开始了新的一天。出乎意料的是，这一天，她的心情是从未有过的愉悦，即使需要面对不同的客户，徐琳也显得游刃有余，手头上的工作变得轻松自如。这以后，徐琳就比平常早起半个小时，徒步上班。没想到，生病也少了很多。体质增强了，她的很多观念也发生了变化，人也变得开朗了许多。

其实，如果您是一位上班族，那么肯定最了解白领的生活状态。现在很多白领每天挣扎着早起，赶着去上班、打卡……周而复始。这还不算，经常加班加点地进行工作，想想看，这不仅是一件很折磨人的事情，而且还不知道早已经欠下了多少“健康账”。当身体不断地向您发出警报时，也许您该考虑还一下账了。

所谓“健康账”当然要健康地还，步行无疑是这种最能让您感觉神奇的保健活动。抓住您喜欢追求高效率的心理，我们也为大家提供了这样

一种简单实用的活动方式。

白领的上班时间一般是朝九晚五，在上午 8:00~9:00 这个时段步行，不仅能达到锻炼身体的目的，还能获得愉快的心情和身体的放松，有利于一天工作的顺利进行。而下午 17:30~19:00 步行回家，既节约了交通的时间，还能顺便逛街，也不失为一种调节心情的好方法。

由于步行上下班不方便穿高跟鞋或皮鞋，因此建议您最好在办公室常备运动套装和与之搭配的鞋子。一到公司，就让“高跟鞋”与“跑鞋”换岗，更换全套行头。

不空腹行走是我们锻炼的必要前提。在早餐的选择上，我们可以每天喝一袋内含 250 毫克钙的牛奶，通过行走能促进身体对钙的吸收。同时主餐应多食含氨基酸的鱼、奶、蛋等食物，其次，多食些富含维生素 C 的食物，如水果、蔬菜和豆类等，可使大脑活动功能增强，提高行走的效率。

步行时，止汗香露、保护皮肤的防晒油、洗脸用品、湿巾及双肩式背包都是必不可少的。

对很少进行锻炼的白领来说，步行后经常会感到很疲劳，尤其是第二天睡醒后，往往觉得大小腿酸痛。虽然这都是锻炼后身体的正常反应，但我们还是能利用一些小诀窍来有效消除疲劳。

做一做伸展运动。很多白领在锻炼完后，喜欢马上坐下来休息，其实这样不仅不利于疲劳的恢复，反而容易造成运动损伤。因此，我们在步行完后不要马上就停下来，建议您先慢走一段时间，调整一下心跳和呼吸，使它们趋于平稳和均匀，有助于提高肌肉、韧带的柔韧度，减轻运动后的疲劳。

温水沐浴。在步行锻炼时肯定会出很多汗，在下班后洗一个温水澡，非常有助于缓解步行后的疲劳。

改变白领一生的健身方案

体质特征：白领普遍夜以继日地工作，生活不规律，饮食不定时，晚睡晚起，更为严重的是精神压力大，长期处于精神紧张状态，高血压患病率高于普通人群。

方案目标：减轻工作压力，并侧重对颈部骨质增生、颈椎病、肩周炎等白领容易得的病进行有目的的锻炼。

最佳活动量：3 次/天，每次活动 30 分钟左右。

最佳活动地点：上班的途中。最好选择简单的路线，有预防“迟到”的作用。

Step 1：改变白领一生的 6000 步

步行基本原则：对现代白领来说，我们不能不去上班，但我们可选择用什么样的方式去上班。所以建议诸位白领们，只要工作范围是在 5 公里以内的，都不妨走路上班。这样既解决了您想健身而又不愿奔波的矛盾，又免去了您懒于运动的嫌疑。

走路时吸气要慢，提扩胸腔，找到“胸怀大海”的感觉，同时呼气要快，用力并且快速地将胸腔里的气体“吹”出，以获取最大的吸氧量。这样有利于您迅速进人一天的工作状态。

趣味步行法：双手甩甩，大步走走。这种步行的方法主要是利用摆臂的动作来达到活动肩部的效果。具体操作很简单。左臂向前一直摆到肩膀的高度，但不要超过肩。左臂放下时，右臂摆回来，与腰部略有摩擦。对此，我们可以想象为前臂在打拳击，而后臂又挤开后面拥挤的人群。这样的步行方式，对预防肩周炎、脊椎病很有帮助。

吸三呼六法。这种方法可以延伸呼吸的力量。在基本步行法里，我们除了“慢吸气，快吹气”的呼吸法，其实还可以适当做一些延伸。事实上，如果因为某些原因使您感到不安，或者呼吸变得不均匀时，您可以停下来，用鼻子慢慢吸气的同时，数3下，然后用嘴长呼气的同时，数6下。反复做，就能使您的心情平静下来。

踮起足尖，换个心情去上班。当您等公交车或红绿灯的时候，可以轻轻运用足尖站立的方式，并保持收腹状态几分钟，不引人注目却能达到很好的锻炼效果。

Step 2:6000步还可以这样走。

慢运动。由于白领的工作特点，很多白领经常加班加点工作，忙了一天之后，如果下了班还要继续去健身房到跑步机上泡上30分钟或者1个小时，其实对身体伤害非常大。我们建议白领们不妨尝试一下“慢运动”，如瑜伽、太极、普拉提等。这些运动不仅有减低压力的作用，更为关键的是，还有塑身、减压、美容、治病的效果。因此，我们推荐压力大的白领，在步行之余，选择慢运动，耐心活动身体的同时，也收获了身心的健康和愉悦。

雷打不动30分，家庭脊梁更要重健身

商场如战场，商务人士每天的日程表都是满满当当的，简直没有一点儿休息时间。他们总是拿工作当借口，以为自己是工作超人。其实，太过繁忙的工作是以透支健康为代价的，再忙也应该抽出时间来爱护自己的身体，进行适当的锻炼。

《菜根谭》有句话说：“老来疾病，都是壮阳招的；衰后罪孽，都是盛时

造的。故持盈履满,君子尤兢兢焉。”大意是人之所以老时体弱多病,大多数都是在年轻时不注意保养身体造成的;而人在事业失意以后还会遭受罪责,估计都是在兴盛得意的时候埋下的祸根。

诚然,商场如战场。对商务人士来说,长期的商战,快节奏的生活,最为担心的问题出来了:我的身体还行吗?毕竟身体不行,连挣钱的能力都没有了。正是这种心理,成就了我国高度发展的保健品产业和健身产业。可惜,对商务人士来说,所谓的保健品,所谓的健身项目并不见得有效。

有位老总腰酸背痛、头昏眼花、疲劳、失眠,于是他去看医生。医生非常重视,毕竟人家一老总啊。结果下午聊了三个半小时,从病因谈到治疗,从检查讲到预防,聊到最后就是您身体这也不行那也不行。完了医生开些名贵药品让老总回家,吃了半天药,老总还是腰酸背痛、头昏眼花、疲劳、失眠。

为什么呢?很简单,一切的病症都起源于脊椎,您可以自己摸摸脊椎,便会发现骨头有点错位。是的,很多商务人士太过繁忙,脊椎出了毛病,从而压迫到与胃相关的神经,所以得上腰酸背痛、头昏眼花、疲劳、失眠、记忆力变差、工作效率下降等一系列毛病。

所以说,从事什么运动,怎么从事,并且如何实现个人健身利益的最大化,这才是商务人士最应考虑的问题。对此,我们可以向动物学习,多步行,它们的好脊椎就是因为在长期走动中充分运动的结果。

但是对于很多忙碌的商务人士来说,每天锻炼 1 个小时,都觉得占用了一天的一大部分时间。因此,很多人萌生了放弃的念头。但是,我们可以采取一个简单的方法,就是将这 1 个小时分配到一天的活动中。最近的研究表明,短暂的高强度运动可以使您的身体在一天内稳步地消耗更多热量。在这个计划的第一个星期里,以您认为适宜的速度走路,从第二到第四个星期，不断加快活动的频率，这样对改变您的生活方式将同样有效。

改变商务人士一生的健身方案

体质特征：以男性、中青年和高学历为主，近一半有车，非常忙碌，平均每周工作近48小时。整日忙碌的工作使各位商务人士身心疲惫，即使重视健康，也很少有时间进行运动，常出现腰酸背痛等症状。

方案目标：利用较短的时间活动，达到最有效率的健身。

最佳活动量：3次/天，每次20分钟。

最佳活动地点：健身房、办公室的健走机上进行活动，或在车上进行原地健走。

Step 1：改变商务人士一生的6000步。

步行基本原则：健步器模仿的是登阶梯的运动，身体是成一条直线来运动的。因此，您要学会转动骨盆。这并不是指扭腰，而是走路时大腿内侧和内踝要向着前方，并将重心压前，这样走路自然会成为一条直线了。

趣味步行法：看着自己走。您可以在健走机前放一面镜子，这样可以纠正您的走路姿势，使您的走路锻炼更有效果。

移动“健走”法。商务人士经常穿梭在各种商务活动当中，在乘车的同时能够最大程度地放松紧张的神经，这是一种很好的方法。移动“健走”法主要是坐着，把脚微微抬起，然后转动足踝，内外各转动10次；接着将膝关节伸屈10次，动作要缓慢平稳。这样做可以达到增强肌力，并改善身体的灵活性。

Step 2：6000步还可以这样走。

网球。选择网球锻炼身体，对商务人士来说是一种较好的休闲、健身、调节精神的方法。如果您有条件练习，最好能每周练2~3次，每次持续30分钟左右，这样对增强练习者的体质，提高健康水平，都有良好的作用。

登高。走惯了城市中笔直平坦的道路，换个口味也不错。这里所说的登高是指爬山，它与专业的登山不同，既不需要昂贵的装备，也不需要高深的理论，更不需要事前进行艰苦训练，只要您抽出周末的时间，迈开双腿就足矣。

【自助健康小贴士】给商务人士的生活方式建议

在日理万机的工作时间外，不妨给自己放个年假，与家人一起共享欢乐时光。无论您是否离家千里之外，请尽可能地遵守健康的生活方式，健康永远是您首要的考量。

商务人士社交频繁，但不能因为这些宴会而破坏了您的健身计划，因此，参与宴会时要避免摄取过高热量。同时，您也可以考虑服食营养补充品，补充身体营养的不足及平衡体内的需要。

如果您在出差途中每天无法好好吃上三顿饭，可以改为少食多餐，保持4~5个小时提供身体热量。尽量寻找能满足您健康需求的餐馆，而不是只能提供油炸物、或高脂高热量餐点的地方。

走一走，中年人保持黄金状态

三十而立，四十不惑，五十知天命。人到中年，不再像年轻时想玩多久就玩多久，身体常常会有有心无力的感觉。到了四五十岁，身体状况肯定与年轻时不可同日而语，因此，更需要通过锻炼来维护健康。

李先生从事计算机业务，前些年，拼着命创业，于是给自己找“太忙”的借口，对不运动产生的负面效应也不以为意。现在人到了45岁，他感到自己进入了人生中身心极度透支和衰竭的时期，一方面极度的疲惫、烦躁，一方面争强好胜的心还在冲动，更为郁闷的是，体重从10年前的75公斤上升到90公斤，足足增加了15公斤，性情也变得粗鲁和暴躁。

其实，像李先生这样的“发福者”很多，而且他们都在40~50岁间。难道人到中年真的胖得这么快吗？答案是非常可能。

对于中年人来说，“生命在于运动”这句话显得更具意义。从35岁起，体能便以每10年10%~20%的速度递减，而40岁以后，整个身体功能普遍减退。那么，中年人应该怎样去运动呢？

运动医学研究证明，低强度、长周期或高强度、短周期的训练，对提高心血管耐力的作用是相似的，而运动强度较大时，骨关节损伤的可能性就随之增加了。

由此可见，大强度的运动，一方面增加了骨关节损伤的可能性，而且还有可能增加心血管出现意外的机率。我们发现，中年人每周进行有规律的活动，不仅能保持体重、维护心脏健康，而且还有助于减少患老年痴呆症的危险，当然，对那些易患这种病的高危人群来说效果更好。因此，建议中年人应培养好的运动习惯。

改变中年人一生的健身方案

体质特征：人到中年，工作、生活的双重压力让人难以喘息，往往处于较为抑郁和焦躁的状态。与此同时，身体也正处于转型期，从生命巅峰慢慢走向衰老，内分泌系统功能开始紊乱。

方案目标：通过运动延缓以上症状，充分锻炼心肺功能。

最佳活动量：60分钟/天。

最佳活动地点：公园，小区。

Step 1：改变中年人一生的 6000 步。

步行基本原则：在步行开始前，需要充分伸展肌肉，并活动肩部，以调整血液的循环情况。同时在上下班的 20 分钟时间内，稍微提高一下步行的频率，等身体适应后确定一个目标，并且每天午餐时进行 5 分钟的步行锻炼，这样坚持一段时间，就可以有效地减掉您的赘肉了。

趣味步行法：追超行人法。当您离车站还有 7 分钟时，可以尝试追赶超越路上的行人。并且左右手交替拿公文包，使您的呼吸稍微有急促的感觉。当然，您感到疲劳的时候可以适当降低您的步频。

适当做一做放松活动。当您到达车站后，可以从检票口开始降低步频，并且在到达站台时缓缓减低您的步行速度直到停止。即使您到达了公司，也可以做一下吸气呼气的放松练习，然后再开始一天的工作。

Step 2：6000 步还可以这样走。

除了步行，中年人适合的运动还有很多种，下面我们为大家介绍一些运动强度比较小，又不是很危险的活动项目：

爬行。可以模仿动物爬行进行爬行锻炼，这对防治冠心病、痔疮和下肢静脉曲张有较好效果。具体做法是：选择厚软的草地或光洁的木板地，四肢着地，可戴上手套，穿好鞋袜，在地上爬来爬去。开始爬行，动作可缓慢些，一段时间后，再加快运动速度，增加运动量。一般每天 1~2 次，每次 20~30 分钟。还可以和自己的孩子一起爬，在爬行中还可与孩子进行交流。

打网球。网球是球类活动中的黄金运动，不仅可以增强血液循环，还能减轻脑动脉硬化，改善脑的血液供应和脑细胞的氧供应，有效地刺激新陈代谢。

瑜伽。其实，人到中年，柔韧性并不是没有，人的身体在夏天柔韧性相当高，如果在夏天进行适当的运动，那么可以改善中年人比较僵硬的身体，使身体更加舒服自然。同时，瑜伽能让人心境平和，舒缓您的烦躁情绪。

室内运动。这样的运动包括打羽毛球或保龄球等。在室内运动中，中年人可以避免一些不必要的危险，而且还能运动全身，打球时的每个动作都在最大限度地运动肩关节，能最有效地防治肩周炎。

孕产妇可以一试的步行安胎法

妈妈是世界上最辛苦的人，当她们怀上孩子的时候，要经过整整十个月的漫长等待和呵护，才能看到自己的孩子。这十个月可不是轻松惬意的，需要准妈妈们付出巨大的爱和努力，如何让宝宝更健康是她们唯一考虑的事。怀孕期间，适当的步行锻炼对准妈妈和宝宝都是有益的。

我们可以想象一下，在道路平坦、环境优美、空气清新的林间小道上，一位怀孕的准妈妈由丈夫陪同缓慢而行，观看大自然景色，聊天谈心，这是多么温馨幸福的画面啊！

对孕妇来说，散步不仅可以提高神经系统和心肺的功能，还能促进新陈代谢。有节律而平静的步行，可使腿肌、腹壁肌、心肌加强活动。由于血管的容量扩大，肝和脾所储存的血液便进入了血管。动脉血液的大量增加和血液循环的加快，对身体细胞的营养，特别是对心肌的营养有良好的作用。同时，在散步中，肺的通气量增加，呼吸变得深沉。根据孕妇的生理特质，散步是增强孕妇和胎儿健康的有效方法。

医学研究显示：孕妇愉悦的情绪可促使大脑皮层兴奋，使孕妇血压、脉搏、呼吸、消化液的分泌均处于平稳、协调的状态，有利于孕妇身心健康。同时亦可改善胎盘供血量，促进胎儿健康发育。

孕妇每日散步，漫步于清新的空气中，置身于美丽的景色中，还有家人温暖的陪伴，自然会有愉悦的心情。每日散步还可以锻炼腹肌，增强腿部力量。散步时做深呼吸，呼出二氧化碳，吸进新鲜氧气，吐故纳新，可以大大增加肺活量，使身体产生抵抗力，为分娩做好充分的准备。但是，孕妇在散步的时候，应注意以下几点：

1.选择好散步地点

如果条件允许的话，最好选择那些花草茂盛、绿树成荫的场所。例如：空气清新的公园、郊外、林荫绿地、干净的水塘湖泊边等。因为这些地方空气清新，氧气浓度高，尘士和噪音都比较少。经过了一天的忙碌，孕妇心理上受到紧张的刺激，孕体也会感觉疲乏不适，如果能够置身于这样一个宁静、恬淡的环境中散步，无疑是一次很好的身心调节。

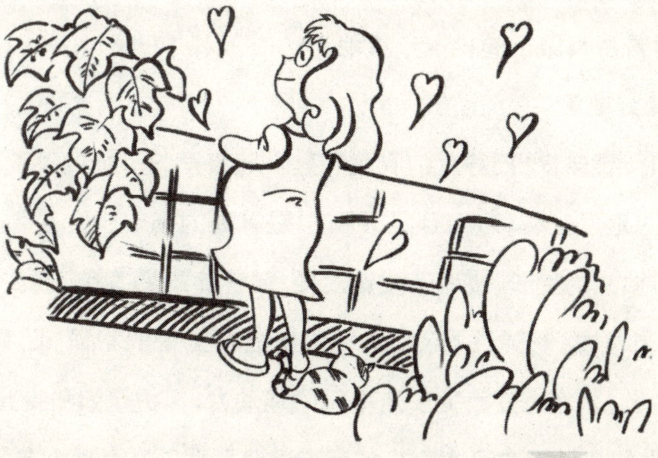

当然，若是条件不允许的话，散步的地点就选择一些比较清洁、僻静的街道。一定要注意避开那些空气污染严重的地方，例如闹市区、市集、交通要道等。这些地方空气污浊，烟雾弥漫，病毒、细菌等污染都很严重，如果在这种地方散步，不仅不能产生任何作用，反而会给孕妇及胎儿带来不良的影响，可以说得不偿失。

2.选择好散步时间

一般情况下，市区下午 4~7 点之间的空气污染相对来说比较严重，一定要避开这段时间，并根据孕妇个人的工作、生活情况安排好散步的具体时间。

散步最好选在清晨。散步时最好请丈夫陪同，这样可以增加夫妻间的交流，培养丈夫对胎儿的感情。另外，还可以欣赏大自然的风景，也可以轻松的聊天谈心，对孕妇无疑是一种适宜的精神享受。孕妇心情愉快，头脑清新，有利于消除疲劳，并有助于胎儿健康成长。

3.选择好散步姿势

孕妇走路时并没有强制性的标准姿态的限制，唯一需要注意的是，准妈妈走路时应双眼平视前方，脊椎挺直，而身体的重心要放在后脚跟上，踏步时应由脚跟至脚尖逐步着地。

4.选择好鞋子

散步时，要穿宽松、舒适的衣服和鞋。随着孕妇形体的改变，身体的重心也相对地发生转移，而且足、踝、小腿等处的韧带也会松弛，稍有不慎，会影响胎儿的生长，或者造成产后腰、腿疼痛的后遗症。因此，要选择高度 2 厘米左右，有弹性、用柔软材质做成的宽松的帮面，后跟比较宽大、结实的鞋，才能有效地减少走路时的震动力，保护孕妇和胎儿。

哪个准妈妈不想自己生下来的宝宝健康聪明？又有哪个准妈妈不想

自己生产后身材依旧像怀孕前那样苗条？那么就提前做好生理上的准备吧！怀孕期间女性的身体会发生很大的变化，有些人担心怀孕期间进行锻炼，是不是会对孕妇不利，会影响到胎儿的正常发育，因为孕妇活动导致流产的事情时有耳闻。在怀孕期间并不是完全不可以运动，适当的运动对准妈妈和肚子里的宝宝都是有好处的，只是在不同的阶段还有一些方面需要准妈妈们注意。

1.怀孕前坚持步行

怀孕前坚持步行锻炼，可以增强肌肉的力量，尤其是腰背部和腹部肌肉的发达有利于自然分娩的顺利进行。如果孕妇肌肉收缩力量不足的话，会导致自然分娩困难，需要借助产钳、吸引器等工具，容易伤到婴儿，并易造成孕妇产后感染。

步行锻炼还能够促进血液循环和新陈代谢，提高心肺功能，使整个身体功能得到提高。母亲的子宫是胎儿居住的房间，胎儿发育所需要的营养物质和氧气需要母亲的血液提供；同时，婴儿产生的代谢废物也需要母亲的血液运走，血液循环系统工作能力的提高可以保证胎儿在子宫内获得充足的氧气和养分。

步行锻炼能够增强免疫力，可以减少妇女在怀孕期间和产后感染疾病的可能性，只有保持住自身的健康，才能保证胎儿的健康。

2.怀孕初期减少运动量

怀孕初期是指怀孕的前 3 个月。在这期间，由于自主神经系统功能不太稳定，机体对妊娠还不适应，准妈妈们容易出现妊娠反应。通常的症状表现为恶心、呕吐、头晕、食欲缺乏等。但由于个体体质的差异，妊娠反应的程度有轻有重。这时候胎儿在子宫的位置还不固定，如果运动量比较大的话，容易使盆腔和子宫充血过多，导致流产。因此，在怀孕的初期，应该减少步行锻炼的运动量,可以把快步走改为散步。

怀孕初期虽然要减少运动量,但不是说不要运动。怀孕初期适当地做一些和缓的运动是有利于孕妇的,它可以帮助孕妇提高机体的适应力,减轻妊娠反应的痛苦,同时使孕妇的精神放松,减少怀孕的害怕和焦虑,用一种愉悦的心态接受一个小生命。

3.怀孕中期适当加大运动量

怀孕中期是指怀孕 4~7 个月之间。在这个阶段,孕妇可以适当加大一些运动量。因为这个时候,孕妇已经适应了妊娠反应,胎儿在子宫内的位置已经固定,发生流产的可能性大大降低。

这个阶段是胎儿迅速发育成型的时期,婴儿的体积和重量增长迅速,孕妇腹部向前凸出。为了保持身体的平衡,孕妇就会向后挺肩,腰部承受的压力增加,容易造成腰痛。婴儿发育所需营养物质的供应和代谢废物的排出都会比初期增加,这会加重母亲血液循环和代谢系统的工作任务。孕妇每天步行锻炼 30 分钟以上,可以促进血液循环,血量增加,保证胎儿的正常发育。每天的锻炼还有利于孕妇分娩的顺利进行。

4.怀孕后期控制运动量

怀孕后期是指怀孕 8~10 个月,这是婴儿出生前的关键时期。孕妇要严格控制好自己的运动量,因为这时候的婴儿已经成熟,如果运动过度的话,随时都有早产的可能。这时的运动量要根据自己的身体情况而定,运动的时间相对要短,只要孕妇感觉累了,就可以休息。外出散步时,最好有家人陪同。

【自助健康小贴士】孕期注意事项

1.饮食

孕妇饮食要多样化,忌挑食,应增加营养,吃易消化吸收并富含蛋白质，维生素尤其是维生素C，E和叶酸的食物，饮食宜稍淡，应避免吃刺激性食物，不宜饮酒，抽烟。

2.孕期用药

孕期中服药应有医生指导。孕早期胚胎中各器官正在发育易受某些药物的影响而发生畸形。有些药物如激素，抗生素，抗疟药，麻醉剂，镇静剂等应禁用或慎用。

3.工作和休息

生活应有规律，应保证充足的睡眠和适当的户外活动，避免去人多，空气混浊的公共场所，以免感染疾病并影响胎儿。孕妇一般可以照常工作和劳动，妊娠8个月后应避免重体力劳动。睡时应多取左侧卧位，以促进子宫，胎盆的血液循环，利于胎儿生长发育并减轻下肢浮肿。

4.沐浴

妊娠期间汗腺分泌旺盛，白带增多，故宜勤洗澡，勤换衣裤。外阴部应每日清洗。妊娠最后两个月应避免盆浴，宜淋浴或擦浴，以免造成上行性感染。

5.乳头的护理

妊娠6个月开始每日用毛巾擦拭乳头，直至分娩，以清除乳头积垢并使乳头皮肤坚韧，避免产后哺乳时发生皲裂。如乳头扁平或凹陷，应经常用手指轻轻向外牵拉，以利产后哺乳。

6.衣着

宜宽大舒适，乳房和腰部不可束紧。

7.性生活

妊娠头三个月及最后三个月应禁止性生活，以免引起流产，早产和感染。

8.孕检

孕妇自己监护胎儿的安危，定时计算胎动并作记录，如有异常即到医院检查。

第七章

与步行同样有效的十大30分钟健康运动方案

运动形式是多种多样的，除了步行，还有很多有趣的运动方式也能达到强身健体的功效。这些方式可以和步行交叉进行，让你的锻炼方案更加有趣。每天不偷懒，简简单单爬楼梯；和家人一起外出跑步，边跑边聊；学习太极拳的精华，修身养性；如鱼般在水中欢畅游泳，体会与柔柔水波的亲密接触；做做瑜伽、普拉提，在平缓的身体放松中收获身心的愉快和和谐；带上钓具，闲坐池塘边，坐等鱼儿上钩；漫步绿茵场，潇洒挥杆，体验高尔夫的迷人魅力；久坐办公室，也别忘动一动、扭一扭；用锻炼身体的新眼光看待家务活。总之，希望大家的健身不是为了健身而健身，最重要的是投入其中，享受乐趣。

爬楼梯：每天都可重复数次的运动

美国自1978年以来，每年都要在纽约帝国大厦举办爬楼梯比赛，至今已吸引了很多人参加，包括年轻人，老年人和小孩。爬楼梯运动兴起于20世纪60年代末，至今已有几十年的历史了。现在世界上每天都有很多人坚持爬楼梯锻炼，因为通过爬楼梯，他们的健康确实得到了改善。

小刘3年之前是180斤，很能吃饭，很能睡，夏天的时候一睡就睡一个下午，然后通宵上网。3年前的5月份，小刘开始戒烟了，然后又找了一份工作。那份工作压力不大，但是时间不固定，经常做到晚上4点钟，然后一天吃5次饭。戒烟之后，胃口大增，体重也跟着大增，到2008年春节的时候，他的体重到了205斤，爬楼梯都会气喘。在外面别人老问他："胖子，你怀孕几个月了?"作为男人，这让他很无耐。有一天，一个熟人去小刘家玩，小刘没穿衣服就出来了，熟人一看，说："你这个样子还能走得动吗? "这话让小刘的自尊心受到了打击。以前从来不感觉自已有多胖，别人让减肥，也是应付应付，心里从来不把别人的话放心上。

被朋友刺激后过了两天，他在CCTV5上看到一个新闻，一个200多斤的大胖子，就在家楼道里爬楼梯，减到130多斤。小刘也开始效仿爬楼梯减肥法。第一阶段小运动量减肥，爬楼梯来回10次，就这样都会气喘得受不了，但是咬牙坚持。第二阶段：加大运动量，每天爬楼梯50+45+30次。即每天下午3点半固定时间运动，就在家爬楼梯，分为三次，第一次50趟，第二次45趟，第三次35趟，然后中间穿插做一下力量运动。坚持了 21 天，小刘感觉每天的运动像个闹钟一样，到了这个时间点，脑子就会提醒，不做感觉有什么不对劲。一个月减掉了 10 多斤。第三阶段，再次加大运动量——原地跑步，每天晚上 9 点 50 分开始跑，跑到 11 点。这个月又减了 25 斤。

还有王女士也是爬楼梯运动的受益者。她每天总是驱车到汽车修理厂上班，而且一到上班地点就直接上电梯，从未到车间以外任何地方。后来，她为了想方设法补救运动不足的缺陷，开始自觉从工作间下面的两层离开电梯，这样每天早上和中午都能坚持爬楼梯走完其余的路程，想不到最后她终于收到了满意的减肥、增美、健体的预期效果。可见对肥胖者来说，爬楼梯的确是一项明智之举。

美国自 1978 年以来，每年都要在纽约高 449 米共 102 层的摩天大楼——帝国大厦举办爬楼梯比赛，连 62 岁的老人都乐意参加，其最佳成绩已列入了吉尼斯世界纪录。爬楼梯运动兴起于 20 世纪 60 年代末，至今已有几十年的历史了。现在世界上还有大量人群每天都在进行着爬楼梯锻炼。据报道，仅在美国，就有几百万的爬楼梯锻炼者。

据运动医学家的测定，人每登高 1 米所消耗的热量，相当于散步走

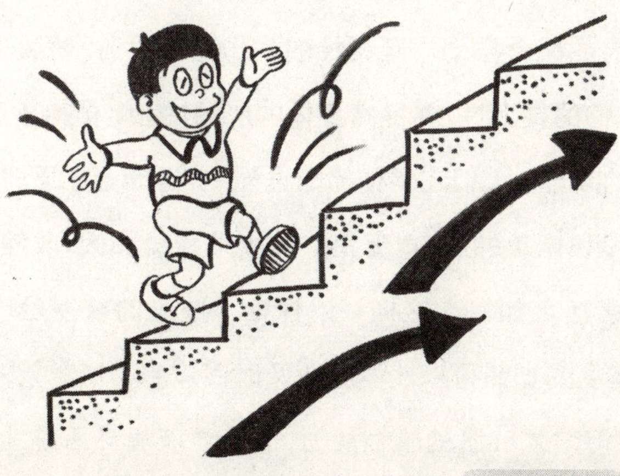

28 米。其所消耗的能量是静坐的 10 倍、走路的 5 倍、跑步的 1.8 倍、游泳的 2 倍、打乒乓球的 1.3 倍、打网球时的 1.4 倍。如果沿着 6 层楼的楼梯上下跑 2-3 趟，则相当于平地慢跑 800~1500 米的运动量。由此可见，爬楼梯的强度不小，难怪在国外早有人将爬楼梯称之为“神奇的运动”呢！老人每登一级楼梯可延长预期寿命 4 秒钟。如果上年纪的人每星期登 5000 级楼梯，抑或每日登 714 级，相当于在 6 层高的楼房上下 3 次，这么一来每再多活 30 年就可多延长生命一年。无怪乎世界各国近年来兴起了“爬楼梯热”。

爬楼梯是一项有效易行的锻炼方式。爬楼梯时身子势必略向前俯，配合着手的摆动、跨步，从而能够增强下肢肌肉和韧带的力量，保持脚关节的灵活性，且能增强内脏功能。爬楼梯时，呼吸频率和脉搏次数无疑会加快，这对增强人体的呼吸功能，加强心脏、血管系统的机能皆有极好的促进作用。

它的主要优点可以概括为以下两点：

1.增强心血管系统功能，并全面改善体质。爬楼梯能够增强下肢肌肉的力量，尤其是大腿部的肌肉；提高膝关节、髋关节的灵活性。人们在爬楼梯的时候，主要动作是腿部屈膝大、小腿同时向上抬起，髋部随上楼抬腿迈步的动作前后配合摆动。爬楼梯的动作对膝关节、髋关节等锻炼到位，可以提高它们的灵活性，并提高身体的协调性。爬楼梯还可以帮助改善心血管系统的功能。人们在爬楼梯的过程中，运动量比平时增大，机体需要更多的氧气和能量的供应，促使心脏收缩程度加大，收缩频率加快，血液循环的速度随之加快，这样可以保证下肢肌肉获得足够的血液供应。血液循环速度的加快可以使静脉血及时回流到心脏，减少静脉曲张。因此，爬楼梯能够增强心肌的收缩能力，改善血液循环系统功能，达到改善身体机能的效果。

2.爬楼梯的减肥效果显著。人们在爬楼梯的过程中会消耗大量的热量。现代都市中生活的人，坐得多，走得少，能量消耗的比较少，容易脂肪堆积，发生肥胖。研究表明，人在坐着的时候，每小时需要消耗的能量是418千焦耳（100千卡），一般的行走每小时能量的消耗量增加1倍；而爬楼梯，每小时消耗的能量可达4180千焦耳（1000千卡）。如果人们坚持每天3次上下6层楼的楼梯，相当于每天慢跑1500米，这是何等的能量消耗量。一位40公斤重的妇女，上10分钟的楼梯所消耗的热量为200热卡，下楼梯所消耗的热卡则为上楼梯的1/3，平时上楼梯所消耗的热量要比通常散步多4倍，比晨跑锻炼还多29%。一位体型较胖的妇女，要是住在三楼上，每天坚持步行上下楼5~6次的话，那么一年之内其体重便可减轻3公斤。看来，爬楼梯对防治肥胖亦有所助益。

爬楼梯健身确实得到了很多人的拥护，下面为大家介绍几种有趣的爬楼梯法：

间歇登梯法

该法适用于初学者及体型过胖者。开始练习时，训练者可登3分钟楼梯，中间休息3分钟。然后，再登3分钟楼梯，再歇3分钟。以后将登梯的时间逐渐延长，最多每次不超过20分钟，经较长时间锻炼后，每天可增加到2次。一个月测一次体重，以检查锻炼效果。

循环登梯法

该法适用于楼层低、锻炼条件较差的肥胖者训练。肥胖者可找一段楼梯上下反复循环练习。训练方法，也是按循序渐进的原则，先短时间登梯锻炼，逐渐增加到时间长些的登梯锻炼。对居住楼房的患者，若楼层不太高，上下不乘电梯，自己登楼梯，不用专门时间锻炼，即可达到减肥目的。

反登楼梯法

该法与向后步行锻炼的道理一样。该法适用于前二法锻炼一段时间,有一定基础且体重较轻的肥胖患者。其练法为,手扶楼梯扶手,背对楼梯,慢步向上登梯,每登一台阶,停片刻再登上一级台阶。这种方法只适用于单纯性肥胖患者。对患有高血压、心脏病及各种慢性病的肥胖者不宜采用;对年老体弱的患者也不宜采用。

跑步:也可以丰富多彩

跑步是一种有氧运动,简便易行,不需要特殊的场地和器械,并且健身效果显著,因而被运动专家们誉为大众健身的"运动之王"。长期坚持跑步锻炼可以全面提高人体对疾病的抵抗能力,增强心肺功能,改善呼吸系统。

跑步健身最适合人群:患有肩周炎、网球肘、关节炎等疾病的朋友,希望增强抵抗力的朋友,减肥瘦身的朋友。

跑步锻炼的优点是:

1.跑步锻炼受时间、场地的限制少

跑步可以在体育场、公园、河边等地方进行,并不像其他运动必须有特殊的场所才能够进行。除了一些特殊的天气外,一年四季都可以进行跑步锻炼。

2.跑步的运动量可以自由掌握

跑步锻炼的运动强度稍大于步行,运动量同样是和步行锻炼一样可以自行掌握。它并不要求必须要大汗淋漓、气喘吁吁才可以，每个锻炼者都可以根据自身的感觉来确定合适的运动量。因为，跑步锻炼的方式很多，年轻人体力好的可以跑稍快一点、距离长一点的常规跑或者变速跑；而体质较弱的老年人可以选择速度慢一点、距离短一点的走跑交替或者短距离慢跑等方式。锻炼者只要在跑步后感到轻松愉快即可，不必强求运动量和运动强度。所以，任何年龄段的人都可以根据自己的身体状况选择不同形式、不同强度的跑步锻炼方法。

3.跑步锻炼健身效果明显

跑步锻炼可以增强肌肉的力量，改善心肺功能，提高身体的协调能力，并且可以放松心情，缓和紧张的神经，一般在坚持跑步锻炼1个月以后，就可以明显感觉到自己体质的提高。

跑步锻炼具有这么多的优点，但是有一个问题必须引起高度注意，那就是运动量的选择问题。跑步锻炼由于主要是运动下肢，所以在运动时，体重会作用于下肢，并且在蹬地腾空的时候，人体受到的地面冲击力比较大。据研究，跑步时下肢承受的力量是自身体重的3~5倍，所以下肢受伤的可能性会比步行锻炼大一些，容易引发膝关节、距小腿关节疼痛及肌肉拉伤等运动损伤。在进行跑步锻炼的时候，一定要根据身体的承受力来选择运动强度。尤其是缺乏锻炼、体质较弱的人，可以先进行步行锻炼，随着体质的逐步提高，改为走跑交替，然后再逐步过渡到全跑的方式，使身体逐步适应锻炼的要求。

跑步属于有氧运动的一种。有氧运动主要是指那些运动强度较小、运动时间较长、身体的组织器官可以在氧气供应充足的条件下工作，从而得到锻炼，达到提高身体素质的运动，如跑步、步行、游泳、登山、健美操、自行车等运动都属于有氧运动。相对于有氧运动而言的就是无氧运动。无氧运动是指运动时身体器官处于氧气供应不充分状态的那些运动。无氧运动主要依靠肌肉的爆发力，运动比较剧烈，如百米跑、举重等项目。如果体质较弱的人进行无氧运动锻炼，会给本来已经虚弱的身体造成更加严重的后果。所以，无氧运动不适合在大众运动健身中推广普及，而有氧运动则比较适合大部分人群的锻炼，可以在大众中推广。在有氧运动的各种运动项目中，跑步简便易行，不需要特殊的场地和器械，并且健身效果显著，因而被运动专家们誉为大众健身的“运动之王”。

1.跑步能够锻炼全身肌肉，提高整体协调性

跑步时四肢在神经系统的支配下，协调配合运动，使全身各个部位的肌肉和关节都能够得到锻炼，从而增强肌肉力量，提高关节的灵活度。跑步时身体各系统、各器官协调配合运动，因而能够提高锻炼者的整体协调配合能力。

2.跑步可以提高各系统的功能，改善整体功能

跑步运动能够有效地提高心血管系统、呼吸系统、消化系统、排泄系统的组织器官功能，使身体素质得到全方位的提高。

跑步能够加强心肌功能，增大心脏容积，使心脏搏动更加有力，每次跳动的搏血量增加，降低血压，防治心脏病的发生。跑步能够增强腹肌、胸肌、膈肌等呼吸肌的力量，提高其收缩和舒张的能力，使肺活量增大，还能延缓肺泡组织的衰老，加强肺部氧气交换的功能。跑步能够刺激肠胃蠕动，促进食物消化，使身体获得充足的营养物质。跑步促进血液循环，加快了血液把组织细胞活动产生的代谢废物运输到各排泄器官的速度。

3.跑步可以提高人体的免疫能力

跑步过程可以使大脑皮质的兴奋和抑制过程得到调节，从而达到大脑皮质活动的平衡状态，能够更好地调节血液循环和呼吸系统的配合，保证身体器官在运动时得到充足的氧气供应,充足的氧气能够起到一定的防治癌症的作用。跑步还可以使内分泌系统保持平衡,各种激素的平衡状态对于人体抵抗力的提高有着重要的作用。因此,长期坚持跑步锻炼可以提高人体对疾病的抵抗能力。

众所周知,女子的体质一般比男子的体质相对弱些,并且女子的生理结构与男子有很大不同。而跑步是一项体能消耗比较大的运动,所以大多数人会认为女子不适合跑步,跑步会伤害其身体健康。其实不然,实践和理论都证明女子比男子更适合参加跑步运动。女子在跑步锻炼中的多方面表现都能够证明她们在奔跑中所占有的优势。比如,她们跑步动作标准,轻松省力,运动受伤的几率也大大低于男子。研究表明,女子的生理结构和生理特点决定了她们更适合跑步锻炼。

1.女子身体中脂肪的含量高使她们在长跑中不易感觉疲劳

跑步健身运动与百米短跑不同,它是一项耐力型运动,尤其中长跑对耐力的需求更加突出。肌肉组织细胞在氧气和能量物质供应充足时,能够较长时间地工作,耐久性比较好。跑步开始时的能量来源是糖类分解产生的,在30分钟以后,脂肪燃烧产生的能量在人体能量提供中所占的比例会逐渐上升,并逐渐超过糖类的能量提供,成为最主要的能量来源。

人体研究发现,女子皮下脂肪的含量远远高过男子的含量。一般来说,正常的成年女子皮下脂肪的含量为自身体重的25%,而男子的皮下脂肪含量仅为体重的10%多一点。而脂肪是跑步运动中主要的能量提供来源。所以在跑步过程中,女子获得的能量要比男子充足得多,不会出现能量提供不足的情况。这样,女子在长距离的跑步过程中,细胞组织能够得到充足的能量,就会延缓疲劳的产生。因此,女子的耐疲劳性要高于男子。

近些年,女子马拉松的成绩提高很快,这正是女子发挥了能量供应充足优势的表现。

2.女子身体良好的体温调节功能能够避免长跑中营养物质的大量流失

长跑之后，体重会明显减轻，这是因为身体大量出汗所致。汗液的排出是人体自身调节体温平衡的一种表现。但是汗液的大量排出，带走多余热量的同时还带走了身体中大量的水分和无机盐等物质，这些物质的流失容易造成身体无力、头晕、虚脱等症状。

研究发现，与男子相比，女子相对不容易出汗。女子出汗时的体温要比男子出汗时的体温高出3℃左右。这是因为一方面女子身体的汗腺比较多，且分布均匀；另一方面是女子的循环系统要优于男性，跑步产生的热量会被血液循环带到全身各处，通过体表进行散热。所以，女子调节体温的能力要明显高于男子，这也是为什么长跑运动中女子发生脱水等问题少的原因。

3.女子身体灵活协调令跑步动作更加规范

运动是否灵活和动作是否规范对于跑步成绩有着重要的意义。一般来说，女子身体的灵活度和柔韧度都要比男子好，男子的跑步动作看起来比较僵硬，而女子跑步的动作要比男子标准，而且动作灵活。大多数女子在青少年时期跑步的自然姿势就已经十分完美了。

4.女子氧气供应量更加充足

虽然女子的肺活量一般比男子要小1/3左右，最大摄氧量比体重相同的男子也要小。但是，运动专家们对女性长跑运动员的研究发现，运动后，女子血液中的乳酸含量明显低于男子。乳酸是无氧分解的产物，乳酸含量低说明女子运动时氧气的供应量要比男子充足。组织细胞氧气充足，不容易产生疲劳，这也是女子耐力优于男子的原因。

今年32岁的邹老师，，刚生完孩子，她想做点运动帮助减肥，想来想去，最后选择了跑步。“我觉得它是不错的有氧减肥运动，还用不着正规的场地，也没有什么器材限制，只要拥有一双运动鞋就搞定了。而大街小巷，只要您不妨碍交通，您可着劲儿地往哪儿跑都行。”

3周过去了，我打电话问邹老师运动计划坚持得怎么样了？她叹气说：“跑了1周就很难坚持下去了，因为它太枯燥了。就是摆摆臂，再加上在操场里一圈一圈地绕，没有一点意思。”的确，就是因为跑步的枯燥，于是很多人在跑步这项活动前停了下来。

跑步是不是很无聊呢？跑烦了怎么办呢？您以为跑步只是在阳光下，脚步轻盈地去健身吗？事实上，这样的观念开始落后了。国际上现在越来越流行多样化的新型健身运动——手跑、雨跑和水跑，您知道吗？

手跑——有益身心

这是美国专家新近设计的一种健身运动，也称为“臂跑”。健身者可躺在草地上、沙滩上或垫子上，当然也可以躺在床上，然后以“手”为中心，仰卧身体，双臂向上伸直，活动手指，甩动腕肘部，伸展手臂等。这样便能促进血液循环，让整条手臂的所有关节都能活动开。

手跑特别适合腿脚不灵便或有残疾的老年人，有助于防治老年人常见的肩周炎、网球肘、关节炎等疾患。

雨跑——健脑强体

医疗气象部门研究认为，在细雨中慢跑其实拥有许多晴天慢跑无法比拟的保健作用。因为一场毛毛细雨，不仅能让树更青、草更绿、路更洁，而且能消除尘埃，让空气更干净、更清新；况且，细雨滴洒时空气中产生的大量负氧离子，还能成为您的“空气维生素”，起到松弛神经，降低血压，加强新陈代谢的作用。因此您不妨尝试一下雨中慢跑，不仅能健身强体，还是一种很好的健脑活动。当雨水淋浴按摩身体时，对预防感冒，增强自身抵抗力等，大有裨益；而且能令您身心皆振，耳目一新，疲劳及郁闷顿消。

水跑——可以减肥

如果您想利用跑步减肥，那么水跑是一个不错的选择。水的阻力是空气阻力的12倍，在水中跑45分钟就相当于在陆地上跑2小时，是不是很有效呢？并且，在水中慢跑，不仅能去除腹部多余脂肪，而且能够使双腿变得修长，是女性朋友瘦身的首选。

不过，我们提醒您在水中慢跑时要注意循序渐进，以休息和运动两种状态交替进行为宜。而且身体应垂直悬浮于深水中，鼻孔比水面稍高一些，四肢猛划，最好能像水中扑腾的鸭子一样，这样的健身才安全。

当然，除了以上3种新型的跑步方式，您也可以进行常规跑，同样能跑出新花样。如选择公园、优美的建筑群、体育场、活动中心等地方进行锻炼，能改善跑步的枯燥性；此外，您还可以在跑步时，让脑子活动起来，想一想未完成的工作，没有解出的数学题，或者记下路过的商店名、电话号码等，体脑结合也很不错；如果利用气功的吐纳法，在呼气时鼓腹，同时想象身体的不适通过全身的毛孔射出体外，而吸气时收腹，同时想象天地日月的精华通过全身的毛孔吸入体内。采用这样逆腹式呼吸法也对身体大有好处。

此外，根据大量研究，我们得出结论，健身跑步锻炼一般安排在早晨最好，其次是上午9点左右和下午5点左右，有利于神经的兴奋、振奋精神，促进新陈代谢。

太极拳:打拳票友重在健身

按照道家阴阳学说的理论,太极拳通过柔和缓慢的形体动作修身养性,去寻求人体自身的协调、人与自然的协调、个体与社会的协调。太极拳作为一种老少皆宜,内涵丰富的养生健身之术,已从中国走向世界。

作为我国传统的健身运动项目,太极拳以道家思想为基础,认为万物由阴阳互补而成,动作平缓,简便易掌握,是中国古人意念流动的艺术。

老李有心脏病家族史,从小父母就担心他会患心脏病,不让他参加任何剧烈的体育活动。在中学的一次体育课上,他接触到了太极拳,从此,老李就爱上了这个"缓慢"的运动,每天都要练上半个小时。现在老李已经近40岁,身体越来越好,没有患上心脏病,血压、血脂等都很正常。

太极拳可以增加呼吸能量,促进机体的新陈代谢功能。从中医学来看,它能调和阴阳,疏导气血,通畅经络,充实内脏,从而使"阴平阳秘",

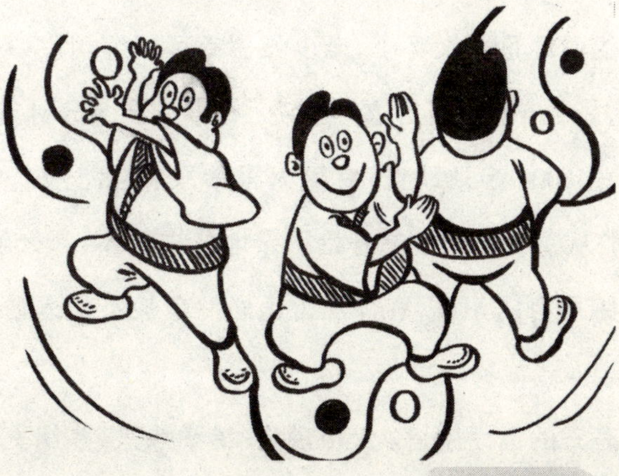

"精神内守","正气存内",加强身心的抗体,提高自身的免疫能力,却病延年,养生长寿。练拳时,以腰为轴,全身上下、肌肉关节、四肢百骸,都得到活动,促进了肌肉紧实,关节灵活,防止骨质疏松及变形。练拳时要求精神集中,意念专一,因而加强了对神经系统的训练,可以提高它的主导作用和调节功能。又由于它动作轻捷圆活,刚柔相济,练后轻松愉快,消除焦虑,可以促进对事物的兴趣,提高人们的工作和生活情绪。还由于练太极拳要求气沉丹田,这就必然导致呼吸匀细深长,从而能保证气体充分交换,肺脏功能加强。因呼吸深长,胸腔负压就加大,回心血量增加,加上全身活动又促进了血液循环,故练拳者虽在冬季,四肢末梢也常能保持温热,增强了抗寒能力。

其实,太极拳的妙处正在于此。太极的动作主要表现在双腿,重心在前时,就是实步(阳步);重心在后时,就是"虚步"(阴步)。虚步实步不断交换,重心不断交替,有助全身血液循环。而且太极的动作及速度均匀,舒展大方又刚柔相济,相比其他运动主要藉刺激心脏来带动循环,给心脏的负荷较小,在轻柔中带动您的血液循环。所以说,太极动作慢,但慢得有道理,练完之后没有心脏的剧烈跳动,使您不知不觉就完成了身体的活动,非常适合有心脏病或心肺功能不强的朋友练习。

太极拳的运动量可大可小,老少妇孺都可以练习。以千步为尺来丈量太极的话,那么千步的运动量,练习太极拳只要 8 分钟就能完成。成人每日所必走的 6000 步活动量,练习太极拳只要 48 分钟,非常值得大家尝试。如果能从青少年时代就开始积极地参与锻炼,那么到了中老年时,既养成了锻炼终身的习惯,在体质上也必然会较不爱运动的同龄人高出一筹。

太极拳有它的运动宗旨。太极讲究"练拳炼人,拳练一生",练习太极拳要求内外兼练，包括身、心两个方面。

从身形的方面来说，太极动作讲究的是“圆滑、连贯、稳健、协调”。然而，您在练习太极时便会发现，这8个字做起来不容易，很多人的动作都缺乏优美性，干脆放弃了太极拳运动。事实上，我们根本没有必要因为小小的原因而对老祖宗流传下来的艺术望而却步，因为您可以用“心”来弥补。

相信大家都看过武侠书，您说其中最厉害的招式是什么？肯定是“大智若愚”的招式，越是外表看来极浅易的招式之中，越是隐伏有高深的武学精义。其实，练习太极拳更是如此。我们可以动作不优美，意境不高深，但是只要您用心去练，虽然姿势丑点，但是健康更实在。

那么，我们应该如何用心呢？其实，如果说散打是烈酒，那么太极就是清茶，因此，我们关键是用心去体会体内的感觉。下面有几个关键词与大家分享：

关键词一：放松不等于用力

很多人开始练习太极拳时，都一味追求动作的柔美，其实，放松与不用力并不是一回事。假如您一味追求动作缓慢，甚至打完一遍都要看看用了多长时间，无疑这是最累人的做法。教您一招，把所有的意念都集中在身体上就行了。用心去感受力量、感受气、感受螺旋、感受呼吸，于是，在这一呼一吸间，一开一阖间，您的气与力结合得更加融洽，身形也就自然柔美了。

关键词二：并不是越低越好

虽然说太极拳的架势可高可低，但是我们在练习时，总是认为低架势比较好看，说明功夫深，这并不正确。我们练习太极拳完全是为了追求健康，大可不必像年轻人那样架势低。太极拳是在屈小腿的姿态下进行的缓慢活动，总是以交替一腿为重心，因此股四头肌非常吃力。如果您刚开始学太极拳，那么不妨放高点架势，就能避免因肌肉、筋腱的负荷锻炼而感到腿膝酸痛的现象。随着功夫的加深，再适当调低一些运动姿势也不迟。

关键词三：用心恰恰无，无心恰恰用

《五灯会元》中，法融禅师有一句话如是说："用心恰恰无，无心恰恰用"，意思是您没有用心反而是用心，太用心反而未必是用心。对太极拳运动来说，正是如此。练习拳架时，我们可以刻刻留意腰际的动作；在推手的过程中，我们则可以想象自己就是一棵弱不禁风的小树，体会对方来势的接触点，完全随势而动。总之一句话，别老从远处去想，要从近处想，当您沉浸在这种意境中，太极的功夫自然就到家了。

打太极拳原则上要求天天练习，冬练三九，夏练三伏，终年不辍地拳练一生。能够做到这一点的人，自然会终身获益。太极拳与步行活动一样，只要你有"诚、毅"二字在胸间，就能以此成为维持一生的健身运动方式。

游泳：好身体在水中练就

游泳是一项全身性的运动，对人体非常有益。当你如鱼儿般自由自在地在水里穿梭，与水亲密接触时，不知不觉就增强了心肺功能，增大了肺活量，塑身美体，润滑肌肤。想象一下在水中清凉舒畅的感觉吧，还不赶紧穿上泳衣，戴上泳帽泳镜，跳进游泳池。

小张 28 岁，由于工作的原因，去年 8 月，他感觉到背部不舒服，骨头像被卡住了一样。到了年底，他的脊柱开始感觉疼痛。经医院诊断为强直性脊柱炎早期(阴性)。强直性脊柱炎被医学界定为“人类不死的癌症”，是一种以骶髂关节和脊柱关节的慢性进行性炎症为主，并侵犯四肢关节和其它脏器的全身性疾病。

2月的时候他的情况很不乐观，整个脊柱有一半都感觉疼痛，手摸上去疼的不行，髋部有些地方也感觉疼。脊柱僵硬了，腰弯不下去。由于背和腰都很疼，手使不上力气。脚也抬不起来，平常坐在椅子上轻松可以穿上裤子和袜子。现在，裤子基本只能站着穿，袜子要坐在比椅子高的床上费很大的劲才能穿上。连下蹲都成为一种奢望。不能久站也不能久坐，甚至买了几个苹果都是老婆拎回家的，感觉自己已经成了半个废人。

吃了医生开的药，发现副作用很大。一次在网上无意中看到，有人得了强直性脊柱炎，后来坚持游泳N多次，结果痊愈了。看到了转机，小张就抱着试一试的心理开始游泳。下水之前还担心在水里也会感觉这里那里的疼痛，担心由于脊柱疼痛很多动作在水里会做不出来。不过一切的担心都是多余的，在水里只感到髋部有一点痛而已，整个脊柱都没不舒服的感觉。从那天以后一直到现在，只要一有空，小张都会坚持去游泳，每个月大概游22次左右，每次基本都是1000米蛙泳。

半年多的时间过去了，小张的强直性脊柱炎基本上已经痊愈了。脊柱几乎感觉不到有任何的疼痛，脊柱的弹性也基本上恢复到了以前的水平。不仅如此，小张的免疫力也明显提高了，从游泳至今，没有生过任何的小毛病，肌肉的线条看着也越来越舒服，让他觉得自己越来越男人了。

游泳是一种集阳光浴、空气浴、水疗为一体的综合体育锻炼项目，它既能健身心又能培养人勇敢顽强的意志品质。不仅如此，在日常生活中，不管遇到什么烦恼事，一旦进入水里，就一心一意享受水带来的乐趣，将一切烦恼抛到一边，出水后，会感到情绪高涨、精力充沛。因此，游泳被誉为“全民健身的第一运动”。游泳具体的好处如下：

1.抵御寒冷、适应温度变化

在冷水刺激下的体表毛细血管收缩，和运动时皮肤毛细血管因缺氧而造成的反射性的血管扩张，是经常参加游泳锻练的人反复经受过的，这样可以大大增强神经系统支配皮肤血管收缩和舒张的灵活性，也就在极大程度上加强了人体适应温度变化和抵御寒冷的能力。

2.增强心肺功能

和一般人比起来，长期进行游泳锻练的人的心肺功能较好。这是因为心脏血液回流速度由于水流对处于水平状态的人体的按摩作用而大大提高，全身性的运动加强了对心脑的输血量，这对于心血管系统疾病的预防和治疗很有好处。

游泳时水的压力和阻力还对心脏和血液的循环起到特殊的作用。在水面游泳时，身体所承受的水压就已达到每平方厘米0.02—0.05kg，潜水时随着深度的加大，物理条件的变化，压力还会增大，游泳速度的加快也会加大压力负荷，心房和心室的肌肉组织能得到加强，心腔的容量也能逐渐有所加大，心脏的跳动次数减少，改善了整个血液循环系统。根据有关专家统计，一般人在安静状态下每分钟心脏跳动约66—72次，每博输出量约为60—80毫升，而长期参加游泳锻炼的人，在同样情况下每分钟心跳50次左右，每博输出量却达到90—120毫升。

另外，游泳时，呼吸肌负担大大加重，12-15千克的水压压迫着整个胸腔，有助于肺活量的增加。

3.塑型美体

游泳能全面均衡地锻练全身的肌肉。人在水中为了克服水的阻力，需要消耗一定的热量，所以游泳可以使多余的脂肪渐渐减少，并有效地锻练人体的胸背和四肢肌肉。游泳可称得上是一种水上健美操，可以使人保持健美的身材。

4.补钙护肤

在游泳过程中，由于水温的刺激，机体为了保证足够的温度，皮肤血管参与了重要的调节作用。冷水的刺激能使皮肤血管收缩，以防热量扩散到体外；同时身体又加紧产生热量，使皮肤血管扩张，改善对皮肤血管的供血。这样长期的坚持锻炼能使皮肤的血液循环得到加强。

室外游泳时，太阳光直接照射身体。体内的7-脱氢胆固醇会转变成能促进钙磷代谢的维生素D，维生素D还可以防止缺钙和佝偻病发生，有利于人体，尤其是儿童的生长发育。经常去室外游泳，与新鲜空气、水、阳光的接触频率增大，还能保护皮肤，预防皮肤病。

另外，水是十分柔软的液体，水波浪不断对人体表皮进行摩擦，能使皮肤得到更好的放松和休息。所以，经常参加游泳锻炼的人，都有一身光洁、柔软的皮肤。

5.增大肺活量

曾有人做过专门的试验，游泳时人的胸廓要受到12—15kg水的压力，那么要想使身体获得足够的氧气，呼吸肌就必须不断地克服这种压力；另外游泳时呼气一般都是在水下完成，而水的密度要比空气的密度大得多，因此要想呼气就必须用力，这样不管是吸气还是呼气都能增加呼吸肌的收缩力，从而增强呼吸系统的功能，加大肺活量。一般健康男子的肺活量为3000—4000毫升，而经常从事游泳者，可以达到5000—6000毫升。

但是，游泳时也有一些事项要注意，毕竟这是一项在水中进行的运动，不仅需要一定的技术，也需要更多的安全意识：

(1)忌饭前饭后游泳。

空腹游泳会影响食欲和消化功能，也会在游泳中发生头昏乏力等意外情况；饱腹游泳亦会影响消化功能，还会产生胃痉挛，甚至呕吐、腹痛现象。

(2)忌剧烈运动后游泳。

剧烈运动后马上游泳，会使心脏加重负担；体温的急剧下降，会使抵抗力减弱，引起感冒、咽喉炎等。

(3)忌在不熟悉的水域游泳。

在天然水域游泳时，切忌贸然下水。凡水域周围和水下情况复杂的地方都不宜下水游泳，以免发生意外。

(4)忌长时间曝晒游泳。

长时间曝晒会产生晒斑，或引起急性皮炎，亦称日光灼伤。为防止晒斑的发生，上岸后最好用伞遮阳，或到有树阴的地方休息，或用浴巾裹在身上保护皮肤，或在身体裸露处涂防晒霜。

(5)忌不做准备活动即游泳。

水温通常总比体温低，因此，下水前必须做准备活动，否则易导致身体不适感。

(6)忌游泳后马上进食。

游泳后宜休息片刻再进食，否则会突然增加胃肠的负担，久之容易引起胃肠道疾病。

瑜伽：在静谧中舒展身心

瑜伽是一种古老又时尚的能量修炼方法，集哲学、科学和艺术于一身。它的历史可以回溯到5000年前古印度文化，被认为代表了一种“和谐”，通过运动身体和调控呼吸，可以完全控制心智和情感，以及保持永远健康的身体。瑜伽注重缓和的肢体动作及专注的呼吸，使人的肢体得到伸展、放松的同时，心灵也获得了平静。

近些年来，“瑜伽”这个词渐渐为人们所乐道，有越来越多的人加入到了“瑜伽”的队伍中。瑜伽是一种非常古老的能量修炼方法，集哲学、科学和艺术于一身，它的历史可以回溯到5000年前古印度文化，建立在古印度哲学上，数千年来，心理、生理和精神上的戒律已经成为印度文化中的一个重要组成部分。从那时起，瑜伽就被认为代表了一种“和谐”，通过运动身体和调控呼吸，可以完全控制心智和情感，以及保持永远健康的身体。这种发源于东方的瑜伽，注重缓和的肢体动作及专注的呼吸，使人的肢体得到伸展、放松的同时，心灵也获得了平静。

其实，瑜伽并不神秘，它是一种内涵丰富的健身方法。除了身体的放松外，瑜伽也让练习者内心的追求得到释放，还是一种健康的生活方式。

瑜伽主要是通过静坐、冥想、呼吸和肢体伸展来完成。它借由意识来调整呼吸，让人体达到平衡，使我们的身体得以从疲惫中迅速恢复过来，使我们在繁忙、快速的现实世界中，放慢脚步，重新体验身体与心灵的奥秘。

同时，瑜伽对那些到处寻找减肥妙方，想保持苗条身材的女性而言，绝对是一个美丽的诱惑。它的妙处在于在不知不觉中，使人的健康得到了改善，精力也比以前旺盛了许多，甚至使您的身材苗条起来。越来越多的女性加入到练习瑜伽的“大军”当中，乐此不疲。

当然，瑜伽并不是女性的专有活动，男性朋友同样可以加入。不论您是身体僵硬还是柔软，都无关紧要。只要男性朋友按照瑜伽教练教给您的动作要领，练习好自己的呼吸，以静养性，全身贯通，也能让身体和心情的相关性日益加深，您将陶醉在由内而外涌动的欢愉之中，得到心灵的愉悦。

对于爱好瑜伽的人们来说，您只需进行 7 分钟的瑜伽运动，便能达到千步的运动效果，进行 42 分钟，则能完成每日 6000 步的运动量，再加上做瑜伽运动时的柔缓动作，堪称最优美的皇室健身法。

瑜伽的修炼讲究不勉强，适度、舒适。它不要求练习的强度，而是着眼于身体的整体强健。但是您也不要因此就把瑜伽拒之门外。事实上不一定激烈的运动才能达到健身的效果。瑜伽运动是要配合呼吸来完成的，它的动作缓慢柔和，步骤分明，不涉及快速或用力，也不会引起粗重的呼吸。并且很注重每一个动作的持续性，在一呼一吸中肢体自然伸展、放松，每天清晨一睁开眼睛就能感觉到精力无比充沛。下面是几个瑜伽锻炼的关键词：

关键词一：活跃肢体

练习瑜伽暖身很重要。不要一开始就做高难度的动作，以免造成运动伤害。最简单的暖身运动就是找一处安静的地方，做莲花坐姿，然后闭目，双手合十往上举，注意配合呼吸。保持此姿势 5 分钟左右，便能帮助体态和身材直挺且窈窕，精神舒畅，达到暖身的功效。

关键词二：尽量放松

初学者的肌肉或韧带往往在经过几个星期的常规练习之后，弹性和柔韧性才会提高，所以在做动作时千万不要勉强自己，练习时心情尽量放松，不必担心自己筋骨硬，承受不了各种姿势的折磨，其实只要按照老师的练习程序，再配合老师所指导的呼吸和伸展身体的技巧，便能顺其自然、慢慢进展。

关键词三：专注呼吸

练习时不要大笑或说话，要保持有规律、较深沉的呼吸，这有助身体的放松，做完一个完整的瑜伽动作后，记得躺下来个休息。

没有找到适合自己的运动方式的人们，不妨尝试一下这种“天人合一”的运动方式。只要身心状况允许，瑜伽练习，一天之中随时都可以进行。但是建议您争取每天都在同一个时间练习瑜伽，而且每次瑜伽练习的时间应在60~120分钟之间，这样能调整您的“生物钟”，使练习瑜伽达到事半功倍的效果。

【自助健康小贴士】练习瑜伽注意事项

1.对练习者的饮食没有特别规定。可以将胃的一半装食物，四分之一存水，其余四分之一保持空缺，即吃得不要太饱，以免感到沉重和懒散。练瑜伽前后一个小时内不要用餐，饭后两个小时内尽量避免练习。

2.手术后半年和女性生理期不宜练高难度动作；高血压、哮喘病患者和孕妇只做简单动作。

3.以赤脚为好，穿着宽松、舒适，以便身体能自由活动；最好不要带手表首饰，不穿紧身束身衣。

4.不宜在过硬的地板或太软的床上进行练习，练习时应在地上铺一块垫子。

5.如果在保持某一姿势时，感到体力不支或发生痉挛，应立即收功，加以按摩。

6.宜在安宁、通风良好的房间内练习。室内空气要新鲜,可以自由吸入氧气。也可以在室外练习,但环境要优雅,空气要清新,比如花园,不要在大风、寒冷或不洁的、有烟味的空气中练习。不要在靠近家具、火炉或妨碍练习的任何场所练习,以免发生意外,尤其在做头手倒立时。不要在电风扇下练习。

7.量力而行,不可逞强,动作缓慢,不可骤然用力,不要刻意追求“标准”。当你伸展到自己能承受的最大程度时,就是做正确了。暖身很重要。不要一开始就做高难度的动作,以免造成运动伤害。最好先做一些瑜伽暖身动作,可在开始锻炼之前,先步行5分钟,或者爬楼梯,让全身充分活动开。循序渐进,避免身体受到惊吓。练习时心情尽量放松,可容许身体一点点酸痛,但不要过度用力或勉强做动作。

8.要想把平衡做得更容易,你可以在地板上找一个点,大约在你前面3~4脚的地方。当你慢慢进入位置时,集中注意在那个点上,保持平衡姿势并且深深地呼吸。

9.练习完后半个小时内,不洗澡,不吃食物,不做剧烈运动,以免破坏体内能量的平衡。

10.有心脏病、高血压、糖尿病的患者以及有脊柱关节伤病的人,须经医生同意后方可练习,并且课前要和教练沟通。

普拉提：随时可做的潮流运动

> 作为东西合璧的普拉提，糅合了东方和西方的运动概念，将东方的柔韧和西方的刚毅合二为一，一动一静的动作安排，使身体既有紧张也有放松，每个姿势都必须和呼吸相协调，因而成为许多人的首选时尚运动项目。

很多时候，运动绝不意味着满脸汗水，在崇尚有氧运动的今天，轻柔曼妙的举手投足反而更有利于多余脂肪的消耗，比如普拉提（Pilates）。与瑜伽比起来，作为东西合璧的普拉提，糅合了东方和西方的运动概念，将东方的柔韧和西方的刚毅合二为一，动作缓慢、清楚，每个姿势都必须和呼吸相协调，因而成为许多人的首选时尚运动项目。

普拉提是一种舒缓全身肌肉及提高人体躯干控制能力的课程，它的起源要追溯到1914年战争中的集中营。普拉提是由德国人约瑟夫.普拉提（Joseph Pilates）创立并推广的。一直以来，西方人比较注重身体肌肉能力的训练，比如跑步、滑雪等；而东方人比较注重呼吸和精神方面，比如瑜伽和太极就是两个好例子。约瑟夫·普拉提为了克服身体的疾病、恢复健康，糅合了东方和西方不同的运动概念，创立了一种锻炼方式，这种锻炼方式把东方的柔韧和西方的力量两者的优点结合起来，得到很多人的认可。它最初被用来给运动员和病人进行运动机能的恢复理疗，后来逐渐发展成为一种健身运动。

练习过普拉提的人都知道，普拉提的运动速度相对平和，几乎不会对关节和肌肉产生伤害。同时，一动一静的动作安排，使身体既有紧张也

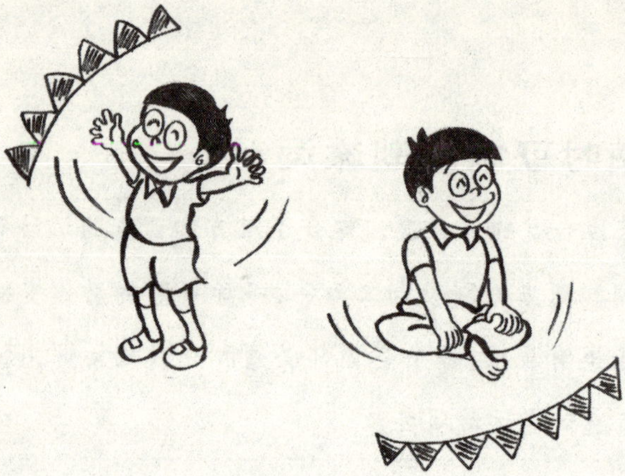

有放松，既有步伐的转换又有打坐的调整，这就使锻炼的人更容易控制身体，减少因姿势错误造成的负面作用。对于喜欢冥想和室内运动的人群来说，或者体质较差的人来说，可能会在跑步时因为肌肉的收缩，产生的肌酸便会积聚，造成酸疼感。但普拉提有助于舒展肌肉，加速肌酸代谢，酸疼感自然很快便消失。

相对于其他运动，普拉提的特殊之处就是肌肉不会经运动后导致粗壮，而是通过对身体的核心部位——腰部和腹部肌肉的锻炼后，使脊柱变得柔软而有韧性。所以普拉提运动不但能改善身体的线条，对矫正颈部和脊髓也有非常好的效果。

安娜就是普拉提的热衷者，在初次接触普拉提时，这个简单易做且对肌肉力量训练非常有效的运动，给安娜留下了深刻的印象。安娜分娩后，当时体形没有得到很好的恢复，对于爱美的她来说非常苦恼，当她开始尝试普拉提后，却发现了这项运动惊人的瘦身效果。安娜每天在睡前做半个小时的普拉提，14 天内瘦了 3 公斤，而且一点也不反弹。于是，安娜也把这项运动推荐给了好朋友们，现在可以跟朋友一起练习，分享快乐的感觉更是美妙。

所以说，普拉提特别适合缺少运动需要减肥、长时间接触电脑的朋友。普拉提的练习强调静止中的控制过程，在增强肌肉力量的同时却不加大肌肉体积，令肌肉充满弹性而又不会使肌肉变得太突出。它的运动强度不是特别大，但讲究控制、拉伸和呼吸，对腰、腹、臀等重点部位的塑造有非常好的效果。

更为重要的是，进行普拉提运动1个小时和步行6000步用的时间不差上下。也就是说，您在室内进行1个小时的普拉提运动，相当于您在室外步行了6000步，这对很多喜欢呆在家的朋友来说，不失为一种很好的选择。

即便如此，普拉提也不是什么人、什么情况下都可以做的，我们还需要注意两个小细节。

细节一：不要饱餐

普拉提是一种比较安全的锻炼方式，即便如此，在锻炼之前一定不要饱餐，否则会导致消化系统功能失调，最好提前1小时进食，七成饱即可。在锻炼时可以准备一些矿泉水或其他饮料，以备期间补充丢失的水分。

细节二：不可勉强

普拉提运动在很大程度上要依靠关节的柔韧度来进行，所以运动系统有损伤或疾病的，如关节炎、肌肉拉伤、韧带受损时最好暂时不要练习；而血小板功能不良或凝血性功能障碍性疾病的患者在锻炼之后很有可能会加重病情，所以最好也不要练习。

钓鱼：运动也可以安然闲适

"坐观垂钓者，徒有羡鱼情。"钓鱼是一项多功能的文体运动，静中见动，集锻炼与娱乐于一身：一得精神愉快，身心健康；二得鱼鲜美味，补充营养；三得新鲜空气；四得充实生活。让我们走向大自然，到湖滨河畔，溪流塘边，绿茵之下，菱荷之侧去垂钓吧！

古往今来，很多名人、学者都喜欢钓鱼。正所谓"姜太公钓鱼，愿者上钩"，尽管古人们垂钓的目的不同，可培养高雅情趣的意境完全一致。不过，姜太公并非我国第一个有名气的钓鱼人，第一个有名气的钓鱼人是上古帝王——舜。舜很有才干，被推为部落联盟的大酋长。据说有一天山东附近的百姓开始争土地了，闹得很凶。于是舜出巡来到山东视察，饿了就钓鱼来充饥，很快平息了争地混乱。

当然，我们现在钓鱼不仅仅是"果腹"了，在古人培养高雅情操的基础上，人们更将其定位为一种运动。

已有 16 年钓龄的郭先生是钓鱼协会的成员，他对钓鱼有着很深的体会。他认为钓鱼不应太在乎鱼上钩的数量，而应该更在乎"山水之间"，专注的垂钓很容易让人摒除一切忧愁，达到涤荡内心的境界。

然而，郭先生只知其一，并不知其二。通过研究发现，钓鱼不仅能陶冶情操，更能为您收获一份健康。垂钓者有时静坐，有时漫步，有时抛竿投食，有时振臂投竿，有时又提竿收鱼，有的还会经常改变垂钓姿势，带动身体各部位运动起来。鱼儿上钩时，还顺便考验了垂钓者的眼力、手力、腰力和腿力。于是，静中有动，动中有静，动静结合，刚柔相济，疏筋活络，钓鱼活动使全身都得到了锻炼。

钓鱼还能帮我们“消磨”掉一些慢性病，如肩周炎、颈椎病、胃肠病、肺气肿、高血压等。这因为钓鱼多在湖泊、池塘、山野、沟壑等空气清新、负离子含量丰富的环境中，这就如同置身于一个天然的“高压氧舱”，能改善人体呼吸功能，再加上“一拍、一呼、一笑”，充分带动钓鱼者释放情绪，因此具有养身保健的益处。

300多年前，世界闻名的钓鱼大师爱扎克·沃宁顿曾向我们预言：钓鱼将成为全世界人民广泛喜爱的活动。正如他所说，垂钓现在已经风靡全球，这项有益于身心健康的体育活动越来越受到人们的青睐。不过，钓鱼毕竟是一项坐着的运动，活动强度小。因此，如果您选择这项活动，就该适当地增加一些活动时间了，钓鱼30分钟相当于步行1000步。

【自助健康小贴士】钓鱼四口诀

1.选好钓位

选好钓位是收获好的关键。同一个水域，有的地方上鱼很快，有的地方很久咬一次钩，钓位不当是原因之一。选好钓位主要凭经验。鱼有鱼道，即其经常的游行路径，栖聚也有自己的习惯。一般地说，自然水域，如水塘、河沟、湖泊、河流等等，应选择有水草、芦苇的地方下钩。或在树旁、歪树下、乱石、桥桩附近垂钓，这些常是鱼儿集聚的地方。人工挖掘的养鱼池一般为方型或长方形。通常说：“长钓腰，方钓角，圆池钓中央”，虽非绝对，但也是经验的总结。事实上，人工养鱼池喂料台附近是最易集结鱼群的地方，特别是喂料时间的前后。

2.选准钓饵

要针对所钓的鱼种最喜欢吃的食物来选择鱼饵。如鲫鱼之于蚯蚓、红虫，鲤鱼之于玉米面，草鱼之于芦苇芯和蚂蚱，梭鱼之于海蚕，罗非鱼之于小虾等等。市场上现有科学配制的针对不同鱼类爱好的合成饵料也都很有效。最易上钩的饵料,莫过于所钓鱼塘经常喂鱼的饵料。用来浸透合以粘性较好的面食,常是鱼群最爱抢食的饵料。总之。垂钓之前一定要摸清所钓的鱼种与其习性。如果不清楚,可多带几种饵料,到时选用。

3.备好钓具

钓具的准备也必须针对所钓场所与鱼种、大小精心选择。最好事先了解清楚。如无条件则应考虑多种可能,适当准备几种不同钓具。

4.练好钓技

包括气候、风向、钓法、各种技巧,可多请教别人,看书籍,但最根本的还是实践。

高尔夫:运动激活全身每一块肌肉

作为一种时尚或某种身份的隐约暗示,高尔夫球已逐渐渗透到我们的都市生活之中,并令不少人向往。打高尔夫球是一项具有特殊魅力的运动,人们在天然优雅的绿色环境中,挥动球杆,转动腰肢,锻炼身体,陶冶情操,疲惫的身心得到放松,难怪在崇尚休闲的现代社会中,它能成为人们的宠儿了。

前面提到的太极拳、钓鱼,是我们老祖宗常进行的活动。在西方,古老的皇家运动就是高尔夫。

关于高尔夫运动的起源有种种不同的说法,流传最广的一种是古时的一位苏格兰牧人在放牧时,偶然用一根棍子将一颗圆石击入野兔子洞中，从中得到启发，发明了后来称为高尔夫球的运动。1411年，在刚成立的苏格兰圣安德鲁大学就已经开始打高尔夫球了。后来，1567年，玛丽女王在丈夫被谋杀后不久就打高尔夫球，遭到了严厉指责，这是高尔夫在苏格兰的最早历史记录。有趣的是，法国和荷兰也宣称自己是高尔夫运动的起源地，不过他们所进行的仅仅是杆和球的运动，没有最简单也是最独一无二的因素——洞，当然他们的说法也就无法成立了。不管怎样，几百年过去了，这项皇室运动已经开始普及。从两个跨国公司的大老板在球场挥杆之时达成合作协议，到现在大多数人都有条件去球场上挥上一杆，人人都爱上了这一种特别的运动。

完整的高尔夫击球动作包括"站位、引杆、上杆到顶、下杆、冲击和结束动作"6个步骤，集协调、力量、爆发力于一体，需要动用全身肌肉和关节，特别是腰部、肩部和双臂等部位更是重要，有利于锻炼身体的柔韧性，还能够矫正不良的体态。

高尔夫也是一项适合"坐班族"的有氧运动。林小姐就是高尔夫球的爱好者，在外企工作后，看着自己上班时在公司里马不停蹄的样子，再看看自己下班后筋疲力尽的模样，她感觉自己明显没有以前的旺盛精力了。自从有朋友带她玩了一次高尔夫后，她就爱上了这一运动。毕竟，能在周末和假日里跟朋友在这样的地方度过，拿着球杆在绿色的草地上潇洒挥杆，比在家里睡到大中午，或者在商场中"血拼"一天更有意义。

但是，有人认为打高尔夫球活动量不大，算不上运动。德国吉森大学运动专家马丁·温佛多本博士在《运动医学与科学》上撰文说，打高尔夫是一项很好的温和运动，打75分钟高尔夫球约消耗445千卡能量，相当于以16公里/时的速度骑车65分钟。

高尔夫这种温和运动的好处完全可以从它的英文字母上看出来。

“高尔夫”，本是英语 golf 的译音。在英语中，golf 一词是由绿（green）、氧气（oxygen）、阳光（light）和脚步（feet）这四个单词的打头字母所组成的。对此，我们可以做这样的解释：

G：代表绿色，高尔夫球场的绿色环境；

O：代表氧气，在绿色环境中打球，是典型的“有氧运动”；

L：代表阳光，说明高尔夫是典型的户外活动；

F：代表步行，因为打一场球，需要入 18 个洞，我们将步行数千米。

尤其是最后一个字母 F，如果我们要进行一个等量换算的话，10 分钟高尔夫运动相当于步行了 1000 步，而打 1 小时高尔夫球便等于完成了 6000 步的活动量。实际上，您在球场打完一场球需要 4 小时左右，步行数恐怕超过了 20000 步。小小的一个球，便牵引着您完成了原本不可能的活动量，这是多么神奇的事!

10 分钟高尔夫=1000 步

60 分钟高尔夫=6000 步

现在的高尔夫球场已经很普及了，如果您还没有开始这项运动，那么不妨参考一下我们的建议，也许能为您顺利参与这项运动提供小小的帮助。

遵守高尔夫礼仪

与其他活动不同的是，高尔夫特别需要球员的精神高度集中。因此，您需要事先了解一些高尔夫礼仪，如不要在别人身旁说笑，或摆弄球杆发出响声，或在周围走来走去等，大家相互尊重，这样才能共同分享打球的乐趣。同时，有些礼仪规则是对整个球场而言，有些礼仪规则是针对发球区、果岭等特定区域，您可以找本高尔夫礼仪手册参阅一下。

保持球场安全

对高尔夫运动来说，安全是至关重要的。因此球员应该对高尔夫球和球杆的坚硬程度有足够认识，不要对着有人的地方击球或练习空挥杆，也别在别人经过身旁或别人挥杆的时候进行练习，否则，球场将会成为一个危险的地方。

提醒"打球速度"

一般说来，大家选择打高尔夫球的时间都在周末，每个人都很期待尽情享受打高尔夫球的乐趣，谁都不希望一整天都耗在球场上。因此，轮到您打球的时候，建议您时刻提醒自己保持合适的"打球速度"，不仅能帮助您紧随前一组队员，而且也不会影响后面一组的打球。不过，紧随前一组时也要注意安全，在前一组队员都离开击球距离范围后再开始打，避免离得太近而伤害别人的健康。

【自助健康小贴士】高尔夫礼仪

在高尔夫运动中，对礼仪有着较高的要求。高尔夫球礼仪和规则，是高尔夫球运动中非常重要的部份，经过一百多年的积累沉淀，逐渐形成了"自律、自尊、礼让、宽容"的绅士文化。在国外，高尔夫运动不仅仅是一种运动项目，更是一种谦让、诚信、优雅的个人体现。

1.遵守开赛及发球时间。

2.开球前，确认球上的标记及号码。

3.尊重球场编组人员所安排的编组顺序，不应随意跳组。

4.挥杆练习时，应注意安全、保持距离，且不可击伤草皮。

5.开球以前，在您的口袋中准备三四个Tee，及一二个球标或铜板，以及球痕修补器。

6.在果岭上推杆完毕后，应立即离开果岭，切勿滞留或试推杆。

7.当球员准备击球或正在击球时，任何人不得走动、大声谈话，并保持适当距离。

8.击球前务必先确认前方安全，以避免意外发生。

9.在果岭上应避免踏越对方球员的球，及进球路线。

10.球进洞后，取球及插放旗杆应小心，以免伤及球洞边缘。

办公室体操：白领最该学会的自助运动

作为都市办公室一族，繁忙的工作占去了他们大部分的时间，平时确实很难抽出更多的时间来进行体育锻炼。而且，整天坐在椅子上对着电脑工作，久而久之就会出现颈椎突出、腿部经常浮肿、脊椎也轻度受损等多种毛病。其实，在办公室也可以进行自助锻炼，维持身体健康，补充工作能量。

陈太太虽然早已过而立之年，孩子都能跑能跳了，但身材皮肤，仍然保持了一副少女的模样。原来，让陈太太保持美丽的便是每天半个小时的办公室瑜珈。

长期坐在办公室，缺乏运动，一直拥有让人艳羡身材的陈太太也开始“发福”了。摸着腰部的赘肉，还有日渐走形的臀部，爱美的她急在心头。于是，陈太太想到了何不把瑜珈课程搬到办公室呢？办公室瑜珈简单实用，适合长期在办公室工作，而又拿不出时间来锻炼的人群。有的时候她利用午休时间习练一整套动作，有的时候就在工作间隙中练习一两个动作。每天最多需要30分钟，便能燃烧一大堆卡路里。

有时候，陈太太就坐在座位上闭目养神短短几分钟。实际上，她已经完成了办公室瑜珈的一两个动作了。坐在椅子上，双腿并拢，一手扶在大腿上，一手放在腹部，收下颌，脊椎伸直。先腹部放松，用鼻子吸气，并用力扩展喉和胸，使气充满胸、腹部，肚子鼓起；然后放松下颌、呼气、同时放松胸部，肚子渐渐下去。呼气时要用吸气时的两倍时间从鼻子慢慢呼出，呼尽后，保持屏息状态1–2秒钟。这就是办公室瑜珈的“基本呼吸法”。在办公室习练瑜珈，不仅能使人身体健康，体形健美，而且能纠正精神的不安宁和情绪的浮躁，从而保持健全的精神和积极、旺盛的生命力。

梁小姐也是办公室运动的受益者。梁小姐从事秘书工作已经有3年多时间了。入行第一年，她的工作能力得到了老板的肯定。与此同时，长期伏案使她身体出现了多种毛病：颈椎突出、腿部经常浮肿、脊椎也轻度受损。梁小姐说，随着身体毛病不断出现，工作效率也下降了，这让她苦恼不已。一次偶然的机会，她跟着董事长去深圳某家企业出差。很多时候，董事长与那家企业老板谈得不可开交。王小姐与对方企业老总秘书交流的时间便多起来了。对方老总的秘书是一位长相漂亮，身材姣好的年轻女性。虽然长期从事秘书工作，职业病却与她无缘。在交谈中，王小姐知道了对方保持健康的秘密，那就是经常在办公室做运动。回来之后，她按照对方教给她的诀窍，开始尝试在办公室做运动。其实都是些非常小的运动，要么是扭扭腰，要么是晃晃脖子、要么就是扩展胸部……完全可以称得上是“坐”运动。因为基本上这些运动都是坐在座位上便可以完成，运动幅度也不大。但是神奇的现象出现了，短短一个月时间，梁小姐身体多种毛病都出现了一定的好转，最让她高兴的是，办公室小小的运动让她精力充沛，几乎每天都能保持良好的工作状态。

随着越来越多的人工作时间延长，他们去健身房进行必须的锻炼的

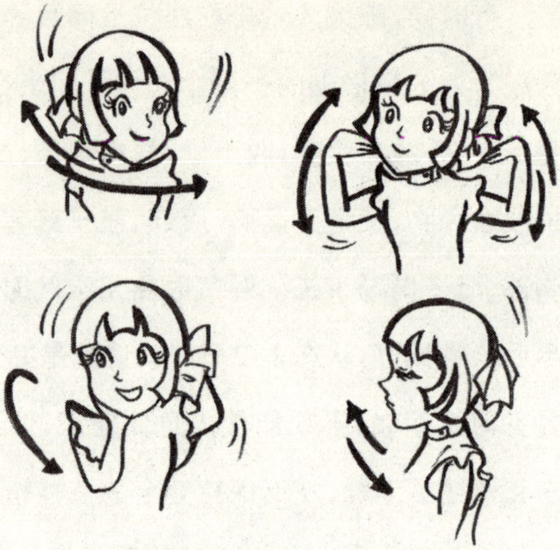

时间也越来越少。整日整日的对着电脑和高强度的工作可能会导致腰背酸痛，下肢肿胀、坐骨神经痛等办公室“坐椅病”和各种各样可能的不适。压力悄悄累积到一定程度，可能在你还没有意识到的糟糕时刻就会爆发出来。

整天坐在椅子上，对着电脑到底有多大的危害呢？研究表明，久坐不动容易诱发多种疾病，尤其是在办公室里面的白领人士。

久坐损心：

久坐不动使血液循环减缓，日久则会使心脏机能衰退，引起心肌萎缩。尤其是患有动脉硬化等症的中老年人，久坐血液循环迟缓最容易诱发心肌梗塞和脑血栓形成。

久坐伤肉：

中医学早就认识到“久坐伤肉”。久坐不动，气血不畅，缺少运动会使肌肉松弛，弹性降低，出现下肢浮肿，倦怠乏力，重则会使肌肉僵硬，感到疼痛麻木，引发肌肉萎缩。

久坐伤筋骨：

久坐颈肩腰背持续保持固定姿势，椎间盘和棘间韧带长时间处于一种紧张僵持状态，就会导致颈肩腰背僵硬酸胀疼痛，或俯仰转身困难，特别是坐姿不当（如脊柱持续向前弯曲），还易引发驼背和骨质增生。

久坐伤胃：

久坐缺乏全身运动，会使胃肠蠕动减弱，消化液分泌减少，日久就会出现食欲不振、消化不良以及脘腹饱胀等症状。

久坐伤神损脑：

久坐不动，血液循环减缓，则会导致大脑供血不足，伤神损脑，产生精神厌抑，表现为体倦神疲，精神萎靡，哈欠连天。若突然站起，还会出现头晕眼花等症状。久坐思虑耗血伤阴，老年人则会导致记忆力下降，注意力不集中。若阴虚心火内生，还会引发五心烦热，以及牙痛、咽干、耳鸣、便秘等症。

因此，办公室一族别再懒惰了，整天坐在椅子上不动，小心变成化石！其实，在办公室里也可以进行锻炼，你可以在午间休息期间甚至不用离开座位就能进行。

工作中的某些不良习惯是造成脖子和肩膀酸痛的原因，如打字或计算机终端工作、经常进行长时间的阅读，颈部肌肉长期受这些习惯的影响，会使头部向前突出，破坏正常的姿势而引起脖子痛。下面介绍一套简单的肩颈保健操，动作应轻柔，呼吸自然，每个动作可重复3至5次：

1.先作缓慢的深呼吸，头向左转眼看左肩，再向右转眼看右肩；然后使下巴前后伸缩以松弛颈肌。

2.两肩向耳部耸起，挺直背脊，然后使两肩尽可能地下垂。

3.两肩分别作圆周活动，先抬肩向前转动，再向后转动。

4.坐着将双手平放在大腿上，下巴慢慢垂到胸部，然后使头从左至右再从右到左转圈，深吸气大声呼气，使头颈部在缓慢的转动中感到舒畅。如出现劈啪声不必担心，那只是肌腱或韧带伸展时擦过骨头的声音。

5.将头偏向左肩，左手越过头顶放在头的右边，另一只手放在右肩上;然后非常轻柔地试将头向左拉,再将头偏向右肩,做同样的动作。

6.将头往下缩,两手十指交叉放在头顶上,使下巴向两肩左右来回作半圆活动,但不要真将头向下压。

7.活动至此,可以逐步做一些站着的练习,站立收缩腹部,举起双臂做想像的爬绳运动,两臂轮流像真的一样做向上抓绳动作。

8.两臂轮流前后绕圈挥动,想象棒球运动员的投球动作,先按顺时针方向,再逆向挥动。

9.回到坐的姿势,将右手贴在右边脸上,当头向右转动时,用手给脸部加点阻力, 数两下然后向左做重复的动作,头向每边偏转时,幅度要尽可能的大一些。

10.结束动作,将手按在脖子背后、头发与头皮结合线的上边,然后从上向下按摩,或者用双手的食指和中指分别压在脖子后面两边,自上而下按摩至肩部。

办公室人群长期与电脑为伴, 手腕因为长期持鼠标导致腕关节僵硬。曾经在办公室一族中流行过这么一句话,若干年后人类的手有可能退化到只剩下食指与中指用来控制鼠标。虽然没什么科学性,但是确实是办公室人的一种写照。如果不想变成"鼠标手",那就快来学习一下手腕瑜伽吧。

1. 手的运动: 简易坐姿或坐在椅子上也可。双手前平举与肩同高(注:肩一定要放松)。吸气:掌心向下,张开十指,并且尽到你自己最大的努力张开。呼气:大拇指在掌心内,用力捏拳。重复10次。练习时把注意力放在呼吸、默数、手的运动上 。

2.手腕弯曲练习:坐姿同上。双手前平举与肩同高,掌心向下,在整个练习过程中,请保持手掌始终张开,手指始终是伸直的。吸气:手臂伸直，慢慢将手向上向后打开，就像贴在墙上，指尖朝上。呼气：手向下，指尖朝地。在整个练习过程中，始终保持手肘伸直，不要弯曲指关节或指跟的部分。手向上开始下一轮。重复10次。

3.腕关节转动。基本坐姿坐好，保持背部挺直。右臂向前伸展与肩同高，大拇指在内捏拳，如果有必要也可以用左手支撑你的右手。

对于在办公室工作的人，还可以蹲一蹲来运动身体。平时我们久坐的时候，脊椎和颈椎始终保持着一个曲度，承受着巨大的压力，腿部关节也特别的劳累。多做下蹲能循环全身血液，活动关节、放松肌肉、提高身体平衡能力、改善体形，提高心肺功能，让身体变得更加年轻。

当人采取蹲姿时，膈肌上抬，可加大胸腔和肺的活动范围。颈椎和脊椎得到了良好的拉伸，一蹲一起，全身肌肉从紧张到松弛，好像做了一次全身的肌肉按摩。由于身体是前倾的，腰椎关节相对松弛，会感到舒适，这也是为什么许多腰椎间盘突出的人采取蹲的强迫体位的原因。

在身体自然放松的前题下做下蹲锻炼，次数不限，可根据自己的情况循序渐进地逐步增加。中年人在开始锻炼时，一定要“悠着点”，慢慢地下蹲。

如果在办公室里碍于形象无法下蹲的话，可以在座位下面放几盆小花，不但净化了空气，而且在你浇花的时候，就可以很自然地蹲下来放松几分钟。你也可以把经常用的文件放在办公桌最下面的抽屉里，在找文件的同时，蹲上那么一下，也会感到很惬意。

做家务：也是一种锻炼方式

其实，家务活并不是负担，而是一种消遣，一种生活乐趣，一种积极休息的方式。在进行家务劳动的同时，看看电视或听听收音机里的新闻、音乐等，既打扫了屋子，又锻炼了身体，一举两得。

尽管做家务也要动胳膊动腿，可对于一般人来说，做家务是一件令人厌烦的琐事，远远不如在健身房里大汗淋漓的感觉舒畅，因此，以做家务来达到健身效果的说法大家都很有争议。

其实不然。做家务活并不是负担，而是一种消遣，一种生活乐趣，一种积极休息的方式。在读书、看报、写作的间隙里进行家务劳动，使脑力劳动和体力劳动相结合，能消除任何一方带来的疲乏和倦意。在进行家务劳动的同时，看看电视或听听收音机里的新闻、音乐等，一举两得，使身心得到很好的调节。

对承担家务活比较多的女性朋友来说，做家务大有好处。我们调查了 2000 名年龄介于 30~69 岁的女性，发现每天步行 60 分钟以上或做家务 4 次以上的女性，患子宫内膜癌的危险要低 30%，同时多运动也能降低其他癌症的发病率。

当然，多做家务活除了对女性有影响，对男性的影响也不小。老张已经过了 40 岁，可是年轻时的健壮身材一直保持至今，这是什么原因呢？原来老张特别喜欢做家务，而长期的家庭“主男”经验也对他的健康产生了巨大效果，如今老张声音洪亮、行走有劲、精力充沛，结婚后也一直未“发福”。

由此可见，家务活并不只是某一些人的责任，只要您将家务活当成一种运动来对待，不要拖拖拉拉，慢条斯理，每天必做的家务活就是最好的锻炼。

活动一：拖地板

拖地板是一项较为费力的家务劳动，对于消除臀部、小腿和背部的脂肪非常有效。拖地板8分钟相当于步行了1000步，而我们只需累计拖地48分钟，便完成了6000步的活动量。

8分钟拖地板=1000步

48分钟拖地板=6000步

活动二：手洗衣服

如果衣物不是非常厚重，最好尽量用手来搓洗，因为用手洗衣物1小时，可以消耗掉大约300千卡热量，而用洗衣机洗衣物一次只能消耗18千卡左右热量。因此，如果我们做简单的能量换算，那么手洗衣物累计54分钟，也相当于步行了6000步。

9分钟手洗衣服=1000步

54分钟手洗衣服=6000步

活动三：熨衣物

站着熨衣物，既不会使腰腹部的围度变粗，又可以充分运动手臂和腰部。熨1个小时的衣物可以消耗掉大约150千卡。步行6000步所消耗的热量，相当于您熨烫衣物90分钟所消耗的热量。

15分钟熨衣物=1000步

90分钟熨衣物：6000步

此外，累计洗盘子90分钟，做饭78分钟，擦窗户66分钟，整理床铺、搬座椅60分钟，和孩子游戏42分钟等，都能达到6000步的锻炼效果。可我们一天的工作太过繁忙，怎样才能有效地进行活动呢？没关系，一日之计在于晨，我们可以从早晨开始做起，轻松完成咱们健身四步曲。

第一步："全身"运动

每天清晨起床后，您可以先收拾收拾床铺。收拾床铺时将臀部收紧，屏住呼吸，抖动臀部和大腿肌肉，如同跳摇摆舞一样，这样便能发挥"全身"运动的最大功效，您也顺便体会到其中的乐趣。

第二步："腰部"运动

早饭后，开始扫地，拖地板，做双臂和腰部运动。在扫地、拖地板时，双手握紧扫帚或拖把柄，用力将其尽量伸向远一点的地方，这样一来，腰部弯转的角度自然会增大，双臂运动的力度也随着加大，健身的效果不言而喻。

第三步："手部"运动

接着是抹桌椅和擦门窗，虽然这样的家务不需要每天都做，但是做时可要倍加"珍惜"，这能很好地锻炼手臂的灵巧度。在抹擦的同时注意做深呼吸，使胸部得到较大幅度的运动扩张。刷掸、吸收天花板和墙壁上的灰尘时，尽量将手向高处伸动，背部肌肉向上拉，使得脚尖站在地上，活脱脱一个芭蕾舞艺术家。

第四步："腿部"运动

最后，您可以晃着双手，在房间里踱着步检查劳动成果，不但有做完家务后的成就感，还能达到浑身放松的目的。您看，做完这些小家务是不是很轻松呢？当然，我们建议您做家务活儿时，不妨也放一些节奏感和健身气氛强的音乐，不但能让每天重复的机械家务不容易产生厌倦感，相反，还会对家务活产生兴趣。甚至，如果有一天不做这些家务您可能还会有难受的感觉呢！

老年人作为特殊的人群，社会总是给予特别的关爱。子女常常帮父母把家务都做了，或者给父母请了小时工，其实给老年朋友留点机会做家务是有利他们健康的。

实践证明，凡是每天都做家务劳动的老人，身体都比较好。相反，那些懒得动，不愿干活的老人，大多患有肥胖症和心脑血管等方面的疾病，平均寿命也比经常做家务的老年人短。所以，老年人似乎更加适合参加家务劳动，不仅能打发空闲的时间，还有助于健康长寿。

但是，老年朋友锻炼身体要符合"积极主动、心情愉快、强度适当、方式适宜、时间合适"几个条件，进行家务活的活动强度一般不宜太大。如买菜、做饭、洗碗、洗衣服、打扫卫生之类，老人可以根据情况，量力而行。而且这种活动姿势变换多种多样，可以一会儿蹲下，一会儿站起，一会儿弯腰，一会儿直立，一会儿坐下，一会儿走动。可以说是轻柔的体育活动，类似做操，颇适合于老年人。同时，老年朋友最好在饭后1小时做家务，让一天的肌肉放松，心情也将更好。

第八章

做好走路之后那些事儿，下次步行会更好

9月22日是世界无车日，旨在鼓励所有市民选择步行的出行方式，保护日益遭受破坏的大气环境。其实步行不仅保护了环境，而且也有利于人的身体健康。别看步行就是用两条腿走走路那么简单，要真正达到强身健体的功效，还有很多小Tips呢！步行后，做一下整理活动更有利恢复；进食牢记“碱法原则”；了解一些基本的紧急状况处理方法，镇定面对突发危险；关爱自己的双脚，平常注意护理；这样才能走得更有效。

步行锻炼后，别忘了做整理活动

整理活动，是指在体育锻炼后，一系列放松练习和运动后按摩等恢复手段，目的是消除疲劳，恢复体能，使肌肉得到充分的放松和休息，使身体恢复到安静状态，提高锻炼效果。

一般，大家运动前都会做一些准备活动舒筋活络，但是运动之后做整理运动的人却不多。大家往往都想不到这一点，运动完了何必还要做什么整理运动呢？其实，这样的观念是错误的。

有人曾做过一个有趣的实验，让100名男子在活动跑台上进行强度很大的运动，并让这些人突然停止站立不动，结果当场就有17人晕倒。

上面那个实验证明了，运动以后，特别是剧烈运动以后做整理活动的必要性，否则，会因为马上停止运动而出现意外。运动后的整理活动也叫结束活动，是促进活动着的机体迅速恢复到正常状态的一种手段，它对于尽快消除运动中产生的疲劳有良好的作用，使人的机体尽快恢复到安静状态。

运动时，人体的各组织器官的功能加强，如心率上升、呼吸加快加深、血液循环加快等。人体的新陈代谢过程加快。这些变化并不能随着运动的停止而停止，而是要经过一个逐渐恢复的过程。这就好像汽车在飞快行驶时不能马上停止的道理一样，如果来一个急刹车，汽车的零件容易发生损伤，人体在剧烈运动时马上停止，身体也会受到损伤，甚至发生重力性休克。比赛中，特别是在短跑中，有一些人跑完后因为很疲劳，就站在那儿不动，只顾大口的喘气，结果腿一打软，晕倒在地，这就是发生了重力性休克。为什么会发生这种情况呢？因为人体在运动时，大部分血液都在四肢的肌肉中，肌肉的不断的收缩与舒张，能够挤压血液，使血液回流心脏，血液循环通畅。若这时突然停止运动，肌肉的收缩与舒张减弱，就不能挤压血液回流，结果大量的血液瘀积在四肢，特别是在下肢里，脑部的血液相对减少，容易发生暂时性的脑缺血，缺氧，从而引起头晕、头痛、面色苍白、恶心、呕吐、心慌、气短、出冷汗、四肢酸软，甚至突然晕倒在地上。

另外，人体在进行剧烈的活动时，机体需要大量氧气来氧化能量物质，骤停下来氧气一时供应不上，体内会出现二氧化碳堆积。这时机体欠下的氧债是在运动后的恢复期未偿还的。若是剧烈运动后做些整理活动和深呼吸运动，及时吸入氧气，排除二氧化破，有助于氧债的偿还，使心跳、呼吸逐渐平静下来，减轻气喘的感觉。另外，在剧烈运动中，机体产生大量的代谢废物，进行整理活动，有利于更快地消除或排泄掉这些新代谢废物，防止疲劳的发生。

整理活动还有一个作用，就是能使肌肉在紧张的运动后得到放松和伸展，克服肌肉紧张和动作发僵，使肌肉的力量及早得到恢复。

运动后的整理活动，可根据不同的项目而采用不同的方式，如跑步后的整理活动是跑到终点后再继续慢跑一会儿，做做深呼吸运动或徒手操；游泳的整理活动是游到终点再慢游一段，扭扭腰，转转身，搓搓身体上的肌肉皮肤做几口深呼吸。

整理活动一般应包括走步、徒手操、韵律活动、深呼吸等比较和缓的运动，动作要轻柔，活动量要小一些，逐渐使肌肉放松，使身体恢复到安静状态，以全身肌肉基本放松为标准。

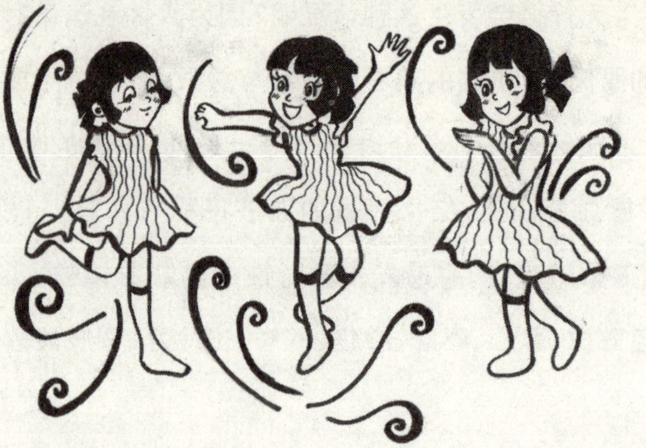

1.伸展牵拉放松法

(1)大腿伸展(大腿前侧)

伸出你的右臂,如果你觉得自己的平衡力不是很好的话,也可以用右手抓住一把椅子。用左手抓住左脚,慢慢地抬升至臀部的高度,最好用脚跟抵住臀部。左右膝盖要紧紧地靠在一起。你会感觉到大腿的前面部分有牵拉的感觉。保持这个动作20-30秒,然后换另一侧做。

(2)小腿伸展(小腿后侧)

左腿向后跨出一大步, 在自己感觉舒适的范围内步子越大越好,左脚跟着地,重心落在左腿上。身体前倾,右膝弯曲,把双手放在右大腿上。坚持20-30秒,换另一侧腿重做。做小腿伸展还有另一个方法,双臂前伸,与肩部同高,双手抵住墙,双腿前后分开1米左右。

(3)胫骨伸展(小腿前侧)

身体挺直站立,双手叉腰或放在臀部,右腿叠在左腿上,右脚的大拇趾着地。轻轻地弯曲你的左腿,它会带动你的右小腿也跟着弯曲。这时你能体会到右腿胫骨的拉伸感。坚持这个动作20-30秒,然后换另一侧重做。

（4）腿筋伸展（大腿后侧）

左腿左前伸出一步，脚跟着地，脚尖指向天花板。弯曲右膝，上半身轻轻地前倾，臀部翘起。坚持20–30秒，换另一侧腿重做。你会感觉到大腿后侧的拉伸感。

2.按摩放松法

运动后对用力最多、最疲劳部分的肌肉进行放松按摩，是一种最有效的消除疲劳方法。按摩一般在运动结束后20分钟或健身当晚睡前进行。从轻按开始，逐渐过渡到推拿、揉捏、按压和扣打，再配以局部抖动。按摩要从远离心脏的部位开始进行，即从脚、大腿到腰背，从手、小臂、上臂到胸部。也可以与同伴互相按摩。如果条件允许，接受专业恢复性按摩的效果最好。

临危不慌，处理好步行当中的意外伤害

常言道，未雨绸缪。尽管步行是温和运动，但也不能排除完全不受伤，知道一些基本的对付意外伤害的知识，有利无一害。赶紧把那些解决方法都装到脑袋里去吧！

步行运动虽然说是各种运动项目中技术含量最低、最简单易行的项目，但是锻炼不得法也难免会出现各种各样的损伤。锻炼者如果掌握一些运动损伤方面的常识，就可以避免在出现意外损伤时而不知所措。下面介绍几种行走锻炼中经常出现的问题及解决方法。

1.腿疼

腿疼经常发生在步行锻炼的初练者中。因为，练习者平时没有接触过什么运动，腿部肌肉的运动量忽然要比平时多好几倍，肌糖原在氧气供应不足的情况下，会发生无氧分解产生乳酸，乳酸在肌肉中积累到一定量的时候，就会使人体产生酸痛感。这属于正常的生理反应，并不妨碍锻炼，坚持行走几天，就会自然消失。如果几天后，疼痛感仍旧没有消失，可能属于肌肉损伤性疼痛了，应暂停练习，严重时可到医院检查诊治。如果在正式行走前做一些准备活动，可以避免或者减轻锻炼后的疼痛感。

2.腰背部疼痛

行走后，如果感到腰部、背部疼痛，主要是因为行走时含胸收肩造成腰背部肌肉紧张，从而引起的疼痛。在行走时，一定要注意保持正确的姿势，挺胸抬头，向后展肩，但是不要刻意绷紧肌肉，要让肌肉处于放松状态。

3.小腿痉挛

行走后，小腿痉挛也是经常出现的情况。引起痉挛的原因很多，肌肉中乳酸堆积过多、肌纤维拉伤受损等都会引起痉挛。多种具体原因可以综合为一点就是因为运动量超出了肌肉可以承受的范围。发生痉挛后可以采取热敷、按摩等方式，痉挛会在一定程度上得到缓解。如果痉挛长期持续，应该及时请医生诊治。

4.腹部疼痛

在行走的过程中，侧腹部疼痛会经常出现在初练者的身上。这往往是因为呼吸不能满足身体运动的需要，导致腹部肌肉供血不足，引起疼痛。腹部疼痛时用手按住疼痛部位进行按摩可以缓解。

5.脚踝扭伤

行走时，如果运动场地的地面不平整，或者坡度太大，脚落地时没有踩稳，就容易出现脚踝扭伤。一般的轻微扭伤不用到医院就诊，只要休息1周，伤痛、浮肿就会消除。如果脚踝处是撕裂式的剧痛，可能是韧带受到了严重损伤甚至断裂，这需要马上到医院进行手术治疗。

6.皮肤被太阳灼伤

夏季时，阳光强烈，地面与屋顶的反光都很厉害。适度的太阳照射对人体有益，可是过度强烈的阳光曝晒皮肤，皮肤很容易被阳光中的紫外线灼伤，出现丘疹、皮肤脱皮、痛痒等症状。所以夏季行走时，最好穿长衣、长裤，避免阳光直接照射皮肤。戴好遮阳帽，保护脸部皮肤和眼睛。

7.中暑

夏季，天气炎热，运动时体内产生的热量不能及时排出体外，就会在体内大量堆积，导致体温上升，出现头晕、心慌、呕吐等症状，严重时会失去知觉晕倒。在行走过程中，一旦感觉自己头晕、恶心，就要马上停止锻炼，找一个凉爽的地方休息调整，多喝水，千万不要勉强，避免症状进一步加重。如果有人中暑晕倒的话，应该立即把中暑者抬到阴凉通风的地方，让他仰卧，松解开运动衣，用凉水擦拭身体，给他扇风，并补充水分，一般几分钟后可以缓解过来。如果症状十分严重，在做各种降温措施的同时，迅速拨打急救电话。在专业医护人员到来之前，不要停止冷水擦身和扇风。

8.体温过低

人体具有根据外界环境的冷热调节自身体温的功能，但是调节是有一定限度的。当外界温度比较低时，身体就会采取各种措施保持身体的正常温度。但是人体一旦突然进入温度特别低的环境，并持续较长时间的话，会出现失去知觉、身体冻僵的症状。这时应该马上用衣服或毯子包裹住体温过低者，给他喝一些暖饮料，并尽快离开低温的环境。因此，在冬季进行户外步行锻炼时，应有防寒、保暖的措施。

9.被植物的刺刺伤

在野外行走时，尤其是在山上或者溪谷等植物茂盛繁多的地方行走，手臂、小腿和脸部等部位可能会被植物茎上或者果实上的刺刺伤。被刺伤的地方一般会有刺痛、发痒的感觉。首先应该根据疼痛部位的感觉，先将扎在皮肤上的刺清除于净，避免它刺入得更深。然后清洗刺伤部位，并进行消毒。如果发痒的话，不可以用手去挠，避免伤口感染。为了减少被植物刺伤的发生，在野外行走时最好穿长衣。

10.被蚊虫叮咬受伤

在野外行走，难免发生被蚊虫叮咬的可能。如果被蚊子等昆虫叮咬后，叮咬处会肿起来，并伴随疼痛、发痒的感觉。这时不要用手抓挠发痒的部位，可以涂抹一些止痒的药膏，半天后就会自行消除或缓解。如果被蜂、蝎子等昆虫蜇伤，要先对蜇伤部位进行冷敷镇痛止痒，再涂抹药膏。如果是被毒蛇咬伤，先将毒液尽力挤出体外，用布条系在血流的方向，避免毒液扩散到更大的范围，然后清洗伤口，涂抹药膏；严重时应该拨打急救电话请专业医护人员救治。

运动后补水，你喝得科学吗？

运动会消耗很多能量和水分，因此，运动后补充水分就显得很重要。及时喝一点水，可以让身体从剧烈的消耗中恢复过来，更有利于身心健康。

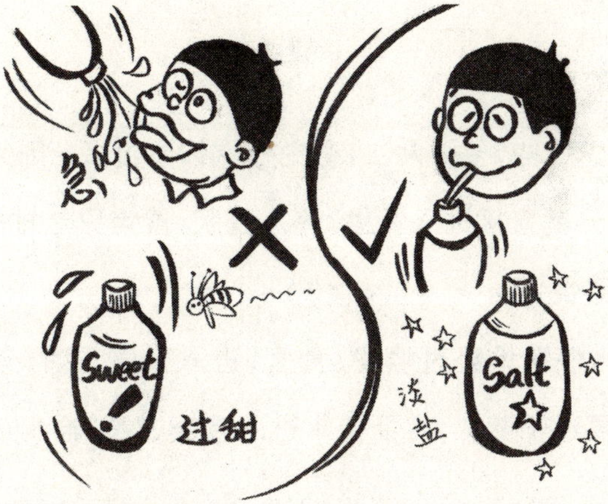

水分对于维持机体的正常工作有着重要的作用。人体排泄运动中产生的热量，排出的汗液比平时状态下多，这就使体内水分减少。如果运动中，人体水分不能及时得到补充的话，热量不能及时排出体外，体温就会升高，机体容易疲劳。此外，水分的大量排出，使血液中盐分的浓度增高，会影响到心脏的工作。身体严重缺水时，还会导致昏厥甚至死亡。

那么如何判断身体水分的状况呢？最简单的办法就是看尿液的颜色。如果尿液颜色透明而且量多，表明身体摄取水分充足；如果尿液发黄，表明身体需要补充水分了。

为了保证身体的健康，在步行锻炼的时候，应及时给身体补充水分。

1.准备好水

平时小运动量的行走、散步并不需要在运动中补充水分，日常生活中的摄取量足以保证身体对水分的需求；当运动时间比较长的时候，最好准备 1 个饮用水瓶。

2.在感到口渴前喝水

因为，我们能感到口渴的时候，组织细胞已经处在缺水的状况下了。所以，补充水分应该趁早，不要等到组织细胞缺水影响正常工作后，才补充水分。

3.补充水分的原则

每次喝的量少一些，多喝几次，避免一次饮水过多。因为身体不能吸收利用的多余水分就直接进入肾盂，流入膀胱，成为尿液排出体外了。

4.喝水速度要慢

喝水时，让水慢慢地经过喉咙、食管，进入胃里，这样有利于水分的吸收。喝水时不要过于着急，容易使水进入呼吸道被"呛着"，也不利于人体的吸收利用。

5.喝点饮料也可以

运动时如果没有水，饮料也是可以代替的，尤其现在流行的运动功能性饮料，对于补充身体所需的矿物质和水分，效果不错。需要注意的是不要饮用含糖量太高的饮料。

6.夏天饮淡盐水

夏天气温较高，出汗量会比平时多，身体需要补充的水分也会随之增多。因为汗液会带走体内的无机盐，影响体液的浓度，所以最好饮用一些淡盐水。

让疲劳的脚迅速复原舒适

双脚支撑着一个人全身的重量，而且离心脏也最远，久坐会使双脚麻痹、水肿；长时间步行，双脚可能起水泡。但是，一个人正常的生活是不能离开双脚的，因此，我们必须重视对双脚的护理。

人的脚与手比起来，可以说受到很多冷遇。通常，一个人在早晚吃饭时都洗手，但他的脚却有时洗，有时连擦都不擦一下。

由于心脏的压缩，从心脏流出的血液，到肌肉进行物质交换后，又再度回到心脏中。但一个人的脚，距离心脏很远，心脏的压力无法使血液到达。因此，长久站立的人，由于血液重力的影响，毛细血管收缩的自律机制开始变弱，使得血液停留在下半身，造成下半身淤血，从而形成严重肿胀，影响正常的行走，还会引发膝关节、腰关节等部位的疼痛。

一个人的双脚，总是支撑着全身的重量。当他坐下时，血液几乎都流不到脚部，经常使得脚部感到麻痹。在行走时，有时还得在鞋里忍受超过45℃以上的温度，脚的疲劳是可想而知的。凭良心而言，我们现在应该开始护理双脚才对，实在不应该再不关心爱护它了。

行走运动中，受到压力和冲击力最大的部位就是双脚。如果在运动后不能有效地缓解脚部的疲劳，很可能会导致脚部疼痛。如果强忍疼痛锻炼，只会令情况越来越糟糕，不仅会加重脚部的疼痛，引起肿胀，影响正常的行走，还会引发膝关节、腰关节等部位的疼痛。另外，长期的行走，脚部皮肤与鞋摩擦，会引起水泡。尤其值得广大女性朋友注意的是，长期穿高跟鞋走路，会使脚尖承受的压力增大，容易造成鸡眼，还会影响脚的形状美观。

在步行锻炼后，辛苦的脚部应该得到及时的护理，缓解脚部的疲劳。下面介绍几种缓解脚部疲劳和解决脚部问题的方法：

1.选择合适的鞋与袜子

首先应该选择一双合适的运动鞋和袜子，这是预防脚部疲劳的重要方面。鞋子和袜子不合脚的话，很容易引起脚部疼痛和水泡。

2.促进脚部血液回流

行走锻炼后，脚踝部可能会发生浮肿，这是因为长时间直立行走，脚部血液回流不畅，脚部淤血引起肿胀。在停止行走后，可以躺在垫子上或者坐在椅子上，把脚部抬高过心脏位置，促进血液回流。

3.按摩

脚部疲劳严重时，可以按摩脚底，用手由下至上按摩脚底，揉搓脚面，拉伸脚趾，直到脚部发热为止。这样能帮助促进新陈代谢，排除毒素。

4.泡脚

用温水泡脚可以有效地解除脚部疲劳，水温在40~50℃左右。这样可以刺激脚部神经和加速血液循环，迅速消除脚部的疲劳感。

5.正确处理脚水泡

如果脚被磨出水泡来，不要随意就刺破，那样容易发生感染。正确的做法是用缝衣针、大头针、别针等在火上烧一下，在水泡底部处将其刺破，轻轻水挤出，敷出消炎止痛药后包好。

步行锻炼后的自我犒赏食单

步行锻炼后马上大喝可乐，大嚼巧克力，大吃牛肉，可不是什么对身体健康的事。运动后，身体应该多食用蔬菜、水果之类的碱性食物，可以消除体内过剩的一般酸，保持体内酸碱度的基本平衡，保持人体健康，有效解除疲劳。

在剧烈的体育运动后，在饥渴疲劳之时大喝可口可乐，或大嚼巧克力等糖类是不是能帮助缓解身体疲劳呢?

人类的食物可分为酸性食物和碱性食物。酸性食物通常含有丰富的蛋白质、脂肪和糖类，含有成酸元素较多，在体内代谢后形成酸性物质，可降低血液、体内的 ph 值。碱性食物含有钾、钠、钙、镁等元素，能阻止血液向酸性方面变化。食物的酸碱性并不是由食物的味道决定的，而是由代谢终产物的酸碱性决定的。

并非味道酸的就是酸性食品，比如醋是酸的，柑、梅、杏等水果也是酸的，但它们却是典型的碱性食品。酸味的水果，一般都为碱性食物而不是酸性食物。又如粮食、糖果、糕点、鱼、猪肉及其他动物肉类等，全都属于酸性食品。鸭，鸡、鱼、肉、蛋、糖等味虽不酸，但却是酸性食物。通常，在动物性食品中，只有奶类和动物血属碱性食品，其他都属酸性食品，但蔬菜水果还有大豆类属于碱性食物。

运动后的饮食选择相对而言比较简单，只要牢记一个要点——“碱法原则”。美国病理学家指出，只有体液呈弱碱性，才能保持人体健康。人在体育锻炼后，感到肌肉、关节酸胀和精神疲乏，其主要原因是体内的

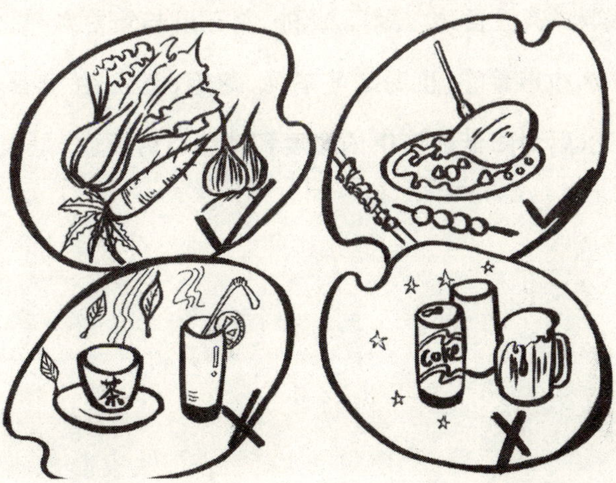

糖、脂肪、蛋白质被大量分解，产生乳酸、磷酸等酸性物质，使人感到肌肉、关节酸胀和精神疲乏。

运动后忌大鱼大肉，因为丰富的蛋白质脂肪等代谢后生成大量的酸性物质，使得血液向酸性发展，不利于消除运动后的疲劳。而蔬菜水果这类碱性食物，富含维生素和微量元素，能阻止血液向酸性发展，有助于运动后的恢复。

在饮料方面，最好是喝牛奶、豆浆、果汁（不加糖），喝矿泉水或白开水亦可。运动后避免饮用含有咖啡因的饮料，例如咖啡和茶，因为咖啡因也有利尿的作用，会令你体内的水分补充不足。运动后喝盐水好还是喝糖水好，应根据具体情况灵活掌握。在出汗较多的情况下，应适当喝些淡盐水。如夏季从事剧烈运动时，虽然运动饮料可以补充流失的电解质，但平常的饮食也能补充电解质，所以水比运动饮料更好。蜂蜜及水果中单醣类（葡萄糖、果糖等等）的液状饮料，最易被胃肠所吸收。

至于食物，最适宜于在劳动和锻炼之后吃的，莫过于豆腐、豆腐干和各种豆制品，还有新鲜水果、瓜类及各种蔬菜。这些都是很好的碱性食品。海带被称为“碱性食物之冠”。此外，将芝麻与黄豆炒熟，加生姜丝和少许盐，用开水冲泡着吃，止渴又可充饥。芝麻、黄豆、生姜都是很好的碱性食品，吃了以后对降低血液中的酸度和消除疲劳，同样是很有益处的。

记录步行日志，督促鼓励自己坚持下去

大家可能都写过日记，把一天的心情都写进本子里，好像是在跟另一个自己对话。其实，坚持步行的时候也可以试试写步行日志，不仅可以记录下自己的运动成果，还可以起到督促自己的作用。

“清晨6点，曙光把都市点染得金碧辉煌，我早起出发了，登上运动鞋，挎上小皮包，轻轻松松出了门，径自沿着二环路向单位走去。这是第一次步行去上班，一路上，鸟鸣啾啾，清风柔柔，满眼柳绿花红的盎然春意，令人心旷神怡。以前开车上班，两眼紧紧盯着车流路况，竟把如此美妙的春光给浪费了，真可惜。明天还要继续坚持。”

“今天步行第三天，起得有点晚，情况还可以，边走边看风景，感觉不错！走路上班，既锻炼了身体，还保护了环境，为减少碳排放量做了贡献。”

“今天下班了步行回家，一路上收获颇多，淘到了三本杂志。后来路过菜市场，顺便买了点菜回来，比超市便宜多了。”

这是一位女士的步行日志，从中我们可以看出步行上下班不仅给她带来了健康，也带来了意想不到的快乐和收获。而且，通过日志的形式，可以督促自己把步行锻炼坚持下去，也是对自己生活轨迹的记录。

今天你步行了吗？今天你写步行日记了吗？赶紧行动起来，用自己的双脚和双手迎接新的健康时代吧！